TU AÑO AROMÁTICO

TU AÑO AROMÁTICO

Explora tu interior con los aceites esenciales más adecuados para equilibrar tu energía en cada momento del año

SONIA LORENZO

Título: *Tu Año Aromático*
© 2019, Sonia Lorenzo Suárez

Autoedición y Diseño: 2019, Sonia Lorenzo Suárez
blasment@lavillaromatica.com

Primera edición: mayo de 2019
ISBN-13: 978-84-09-11179-4

"Convierte tu camino en una exploración de tu
interior para obtener tu bienestar. No desistas. Sigue
explorando mes a mes y año a año. Tu vida crecerá
en la medida en que tu crezcas desde el interior.
EXPLORA"

ÍNDICE

A todas las personas que diariamente me impulsáis por medio de vuestros mails y comentarios. Vuestro calor se nota aunque exista distancia de por medio. Sois la llama que mantiene encendida mi pasión por transmitir mis conocimientos de Aromaterapia y de cómo yo la aplico. Gracias a vosotros porque sé que TODO EL ESFUERZO VALE LA PENA.

A mis amigas: Pi, Bea, Lorena, Noa y Montse, amigos y familiares que con mucha paciencia me acompañan en este camino.

Gracias

"No creas nada porque lo dijo un sabio.

No creas nada porque se suela decir.

No creas nada porque esté escrito.

No creas nada porque se diga que es divino.

No creas nada porque otros lo crean.

CREE SOLO AQUELLO QUE SABES QUE ES VERDADERO"

BUDA

BENDITA DECISIÓN

"Estudia la naturaleza, ama la naturaleza
Acércate a la naturaleza. Ella nunca te fallará"

Franck Lloyd Wright

"BENDITA DECISIÓN" es la frase que me gustaría oírte decir después de comprar esta TRILOGIA "Tu Pasaporte Aromático" porque es la que yo exclamo diariamente cuando me levanto y pienso en el día que decidí convertir mi vida en una exploración interior y compartirla contigo.

En aquel momento, igual que te estará pasando a ti ahora, no veía bien a donde me llevaba el trayecto pero confiaba en el proceso y sabía que me sacaría del lugar en dónde estaba. Si algo me había llevado a la búsqueda, ese algo me seguía guiando.

Una búsqueda interior puede venir por una situación muy límite a nivel personal, puede proceder de una situación en la que simplemente no estás cómodo/a o puedes explorar tu interior por entretenimiento.TODO ES VÁLIDO. La razón no es tan importante como lo es el COMPROMISO.

Yo, como ya sabes, inicié mi exploración interior en una situación en la que estaba hundida completamente. Antes ya había leído multitud de libros de crecimiento personal por entretenimiento y, seguro que fueron la base para todo lo que vino después, pero el verdadero crecimiento vino cuando empecé a EXPLORAR y a limpiar aspectos de mi interior que me estaban impidiendo avanzar y que me mantenían estancada en mi propio dolor. Gracias a estas experiencias ME HE COMPROMETIDO conmigo misma para transmitirte que pase lo que te pase, tu vida es preciosa, tu felicidad vale la pena, invertir tiempo y dinero en tu desarrollo personal es GRATIFICANTE y que debes EXPLORAR tu interior para encontrar la fuente de la felicidad que vive en ti.

Tienes la obligación de ser tu mejor versión. No es un camino fácil pero es TU CAMINO y se trata de tu bienestar interior.

No dejes que las creencias enquistadas guíen tus pensamientos y tus actos. No te dejes influenciar por tus emociones paralizadas en tu interior.

En muchísimas ocasiones, veo a personas que por no renunciar a sus creencias anteriores porque ya no se dan cuenta ni de que tienen otra opción, viven sus vidas con el filtro del miedo, la culpa, la resignación, el resentimiento…Viven sus vidas a medias.

Las creencias están tan cristalizadas y mimetizadas en su ser que no saben que hay otra realidad posible.

Este tipo de personas pueden pasar por la vida con mayor o menor plenitud pero nunca desarrollan su máximo potencial posible porque se han ceñido a un programa que han aceptado e integrado.

Puedes sentirte feliz en tu vida y querer vivir una vida más plena.

Puedes estar pasando un momento duro y querer salir de él.

Puedes siempre estar buscando tu mejor versión posible ¿por qué no?

No te conformes con menos de vivir plena y felizmente, lleno/a de vitalidad y energía!

Contagia a todos aquellos que están a tu alrededor con tu vibración y tu energía vital, la ÚNICA manera de influenciar a tus seres queridos para que sean más felices y para que vivan con más PLENITUD es mantenerte tú mismo/a en tu mejor versión posible. Y para ser tu mejor versión debes EXPLORAR TU INTERIOR para ver, movilizar y eliminar todo lo que sobra.

Piensa en una persona que te eleva el estado de ánimo, que te hace feliz, si no la conoces, imagínatela, invéntatela…Piensa en qué te gustaría que te dijese, como te gustará que actuase y…SE TÚ MISMO/A. Conviértete en esa persona. Si quieres que te den AMOR, conviértete en la persona que más amor da, sé cariñoso/a, dirígete a las personas con cariño, sé amable…Abre tu corazón, perdona, ten compasión, ten empatía…y si ahora mismo te da miedo hacer esto o tu mente te está poniendo excusas, lo mismo le pasará a otras personas. Si tú no estás dispuesto/a a cambiar tu actitud ¿por qué otra persona SI VA A CAMBIAR su actitud con respecto a ti? ¿Qué necesidad tiene otra persona de cambiar su actitud hacia ti si tú no estás dispuesto/a a cambiar nada de nada?

Empieza por EXPLORAR tu interior, por limpiar todo lo que te impide ver que la fuente de tu FELICIDAD está dentro de ti. Que nadie tiene la culpa de cómo te sientes tú!!!ABSOLUTAMENTE NADIE más que tú mismo/a.

Solo te advierto que hay un inconveniente. En primer lugar, tu mente te va a poner trabas en forma de excusas, dolores, te vas a sentir mal física y emocionalmente…Sólo te digo que SIGAS ADELANTE sin hacerle caso. En segundo lugar, cuando empieces a EXPLORAR no querrás parar porque te dará tanta LIBERTAD que creerás que estás soñando en vez de despierto/a.

Créeme que es así!Crea tú mismo/a tu realidad, haz tu mundo a tu manera, permite que sólo entren por tus ojos, tus oídos, tu tacto, tu boca y tu nariz, sensaciones placenteras!Elimina de tu vida los tóxicos que penetran a través de los sentidos.

Para EXPLORAR tu interior debes ir ligero/a de equipaje y los tóxicos son maletas que pesan y que no te dejan caminar correctamente. Vuelve a leer "Vitalidad sin límites" y deshazte de todos los tóxicos posibles para hacer de este trayecto, el más placentero que hayas realizado jamás.

No tengas MIEDO de lo que te vayas a encontrar y si lo tienes EXPLORA CON MIEDO. Te aseguro que desaparecerá a lo largo del camino porque si algo no le gusta al MIEDO es caminar. Sigue sigue sigue para que se vaya!!!

Te propongo un año entero de recorrido y de conciencia interior. Sigue las indicaciones mes a mes y verás cambios extraordinarios.

Si aún no lo has hecho, te recomiendo que empieces por **"TU PASAPORTE AROMÁTICO"** el primer volumen de esta trilogía porque ahí están las claves para que no flojees nada durante el trayecto. El compromiso, la responsabilidad y las creencias limitantes, son factores que si no eres consciente de ellos, te manipularán para mantenerte en el lugar que estás ahora con los resultados que tienes en este momento.

Recuerda lo que dijo **Albert Einstein**:

"Locura es hacer lo mismo una y otra vez y esperar resultados diferentes"

Una vez has iniciado el recorrido, para que sea más placentero debes llevar poco equipaje porque sino empezarás a tener molestias y tendrás más posibilidades de pararte y volver para atrás. Este EQUIPAJE son los TÓXICOS que introduces en tu cuerpo y que se muestran como pesos que te impiden avanzar. Lee"Vitalidad sin límites" y elimina los tóxicos totalmente de tu vida, los que provienen de tus sentidos y que contaminan tu interior, influenciando tus pensamientos y con ello, manejando tus resultados.

Sólo tendrás unos acompañantes fieles que te allanarán el camino y quitarán la maleza para que puedas transitar más fácilmente y estos compañeros son los ACEITES ESENCIALES. Disfruta de ellos y da las GRACIAS a la naturaleza todos los días por tan puros y bellos productos.

Una vez hayas realizado el trayecto y tengas "Tu Pasaporte Aromático" sigue mejorando tu interior trabajando el aspecto correspondiente al mes en el que hayas adquirido el libro.

Sigue explorando mes a mes!!Dependiendo el mes en que hayas comprado el libro, céntrate en el trabajo que corresponda y hazlo!

Trabaja durante todo el mes en equilibrar tu energía siguiendo las indicaciones correspondientes y EXPLORA TU INTERIOR

TU EXPLORACIÓN EMPIEZA EN TU NARIZ

"Todo planta es una lámpara. El perfume es la luz"

Victor Hugo

La Aromaterapia se considera una disciplina holística porque afecta al ser humano en varios aspectos al mismo tiempo: mental, físico y emocional.

La anatomía del olfato ya la has visto en "Tu Pasaporte Aromático" pero te quiero resaltar el poder de este sentido para influir en tu cerebro ya que es el único que conecta directamente la nariz con la central de las sensaciones. La vista, el gusto, el oido y el tacto, atraviesan primero el tálamo (cerebro racional)antes de llegar a sus respectivas áreas. Por este motivo, el olfato impacto mucho más a nivel inconsciente que el resto de los sentidos.

El bulbo olfativo se localiza en el lóbulo frontal y las fosas nasales están recubiertas de una membrana mucosa que, a su vez, está recubierta de otra olfativa. Y entre las dos contienen **800 millones de terminaciones nerviosas para detectar y gestionar los olores**. El nervio olfativo está formado por unos 20 nervios que van desde el bulbo olfativo hacia el cerebro medio pasando por la glándula pituitaria y la pineal.

Estos 20 nervios del bulbo olfativo, transmiten directamente impulsos nerviosos a la amígdala, en donde se encuentra la memoria y todos los traumas emocionales archivados. De ahí que a través del olfato se llegue a lugares muy profundos mentales y emocionales.

Después el tálamo procesa la información. Por eso si eres una persona muy "mental" cuando hueles pasas a procesar los datos, inmovilizando la emoción otra vez. Hueles, sientes y ya pasas a procesar los datos correspondientes a esa olfacción, no permitiéndote sentir con toda una serie de argumentales que proceden de la mente.

Por medio del olfato podrás acceder a recuerdos y a emociones que junto con los aceites esenciales se movilizarán y te liberarán de pesos que llevas encima y que provocan estancamientos energéticos.

Las emociones deben movilizarse y si no lo hacen se vuelven tóxicas e impiden el correcto flujo energético en el área donde están estancadas.

¿Quieres saber cómo movilizar las emociones?

EL OLFATO Y EL SISTEMA LÍMBICO

"La meditación no es una forma de alcanzar la iluminación, la felicidad o la tranquilidad, ni es una forma de volverse una persona mejor. Es simplemente la creación de un espacio en el cual serás capaz de exponer y deshacer tus juegos neuróticos, tu ilusión, tus miedos y tus esperanzas"

Chogyam Trungpa

El sistema límbico es una red de estructuras conectadas entre sí que se encuentra cerca de la parte media del cerebro y está conectada con el sistema nervioso central. Estas estructuras "trabajan en conjunto para tener efecto en un amplio rango de comportamientos que incluyen las emociones, la motivación y la memoria". Por ejemplo, si estás en el autobús y se sienta a tu lado una persona que lleva un aroma similar a alguien que conoces, tu sistema te llevará automáticamente a la emoción y al recuerdo que te inspira esa persona a la que te recuerda.

Esto me ocurre mucho en las catas de aceites esenciales que realizo en los talleres de Aromaterapia.

Cuando un grupo de personas entra en contacto con un aroma, es curioso observar cómo hay a quien le despierta una sensación física desagradable (ganas de vomitar, dolor de cabeza…)mientras que otra persona se siente plena de energía y vitalidad respirando el mismo aceite. Los mecanismos del primer caso y del segundo son los mismos pero las asociaciones olfativas de cada persona son totalmente opuestas.

El sistema del olfato tiene muy poco o nada que ver con los pensamientos conscientes o la voluntad; tiene que ver con las respuestas instintivas o automáticas, es por ello que se utiliza la terapia olfativa en múltiples trastornos como el estrés, la ansiedad, depresión…Y por este motivo en una terapia integral, la Aromaterapia es una parte muy importante, ya que el olfato está trabajando quieras o no en dicha terapia.

El trabajo principal en este viaje es OLFATIVO para que la voluntad no interfiera demasiado en el camino. Quiero que desarrolles un trabajo en el que llegues a lugares que tu VOLUNTAD mantiene ocultos porque no quiere que sufras.

Es una paradoja pero tu mente funciona así: te muestra lo conocido siempre porque no SABE qué le depara otro camino. Aunque este trayecto te esté llevando a sitios en los que no eres plenamente feliz, ya los conoces y te has formado una personalidad acorde para sobrevivir en ellos.

Es como si para ir al centro siempre vas andando por el mismo camino, tiene varias cuestas y escalones y siempre ves las mismas tiendas y a la misma gente. Compras las mismas cosas, tienes las mismas conversaciones y llegas al mismo lugar del centro.

Si otra persona para ir al mismo lugar, adopta otro camino, te contará una realidad totalmente diferente del trayecto, porque verá a otras personas, pasará por otras tiendas, tendrá unas aceras diferentes…

Y si te digo que vayas por otro diferente, uno que está hecho para ti y que nadie ha explorado nunca, tu mente puede que te diga: ¿para qué si ya sabes ir por este que aunque a veces es aburrido y llegas siempre al mismo lugar, ya lo conoces y estás"a salvo"?

En tu exploración interior, realizarás el trayecto sin cargas adicionales y te acompañarán los aceites esenciales que te permitirán explorar caminos sin preguntarle a tu mente si quiere hacerlo o no. Esta es la gran ventaja de viajar con los aceites. Que a tu mente le cuesta más interferir porque los aceites esenciales actúan inconscientemente en primer lugar.

Por lo tanto, EXPLORAR nuevas vías de conocimiento interior que te llevarán a lugares que hasta ahora no te son CONOCIDOS pero que son MARAVILLOSOS.

Pero antes, vas a conocer más sobre por qué los aceites esenciales te hacen sentir tan bien y por qué elevan tu energía

¿Te apetece?

EL PODER VIBRATORIO DE LOS ACEITES ESENCIALES

"La vida nació de una vibración. Se mantiene por las vibraciones. Y muere en la ausencia de ella."

Georges Lakhovky

Por un lado tienes claro que los aceites esenciales están compuestos por materia (sus moléculas) que los lleva a una acción específica terapeútica, estética, relajante…Esta es su función más conocida y más usada.

La aromaterapia funciona solamente con sustancias naturales procedentes de fuentes vivas como las semillas, las flores, las hojas, los tallos…**los aromas sintéticos poseen olor pero no energía**. Cuando el aceite esencial procedente de una planta se evapora en el aire, se libera toda la energía de esa planta y es absorbida a través de la nariz por los nervios olfativos. **Una vez absorbido, se transporte a través del sistema circulatorio por todos los rincones del cuerpo físico revitalizando las células.**

Por otro lado, los aceites esenciales tienen **una energía electrónica** y son capaces de dar o de captar electrones, por lo que positivizan (cuando quitan electrones)o negativizan (cuando los aportan), de ahí que haya aceites esenciales denominados tónicos y otros más relajantes.

El doctor **Masaru Emoto** es un cientifico japonés que en los años 90 observó y fotografió la cristalización del agua. Después de realizar miles y miles de experimentos con diferentes aguas y técnicas fotográficas, obtuvo la primera imagen capturada como un perfecto cristal hexagonal y fue de un manantial natural de Japón. Después de observar este fenómeno y el comportamiento del agua cuando se le sometía a diferentes estímulos externos, concluyó que cada gota absorbe información y según ella se comporta. Dijo lo siguiente: ***"Todo lo que existe vibra, esta afirmación no puede ser negada ni siquiera por los mismos físicos, por lo que vibración solo es sinónimo de energía y estoy convencido de que la vibración viaja a través del agua"***

Los aceites esenciales también emiten y reciben ondas vibratorias electromagnéticas como todo organismo vivo gracias a las moléculas aromáticas que los forman y que van a influir a nivel de los receptores neuroendocrinos. Esta función la realizan sea cual sea la vía de penetración de los aceites esenciales: olfativo, oral o cutánea.

La acción directa sobre el sistema límbico, la realizan por medio del olfato y, así, informan directamente a través del epitelio olfativo a diferentes regiones responsables del equilibrio emocional y neuroendocrino.

Ya has comprobado en "Vitalidad sin límites" la influencia que ejercen los aceites esenciales en el propio reequilibrio energético según cual sea tu naturaleza. La visión ayurvédica del ser humano te ayudará para hacerte una visión más global del conjunto. Comprobarás por ti mismo/a que tu sistema actúa como UN TODO y que influyendo en tus emociones mejorará tu físico y viceversa.

Como decía anteriormente, los aceites esenciales emiten ondas electromagnéticas cuya longitud de onda se puede medir. Esta vibración tiene mucho que ver con la pureza del aceite, con el agua con la que ha sido destilado, con la altitud y la cantidad de sol que ha recibido la planta y con los abonos de los que haya comido.

De ahí que haya aceites esenciales de diferentes calidades y rendimientos.

Bruno Tainio desarrolló una máquina llamada BT3(-Frequency Monitoring System) que utiliza un sensor de alta precisión para medir las frecuencias bioeléctricas de los aceites esenciales y los nutrientes.

Demostró que cada elemento de la tabla periódica tiene una frecuencia determinada que se puede medir en hercios

Tainio demostró que una planta viva normal emite una frecuencia de entre 20-22 MHZ y la de un fruto emite unos 80 MHZ.

Los alimentos procesados emiten 0 MHZ, mientras que las frutas y vegetales 22-30 MHZ.

El ser humano sano vibra entre 62-68 MHZ.

Cuando una persona empieza a enfermar, empiezan

a descender estos MHZ. Los pensamientos positivos o negativos también influyen en el PH y en la frecuencia de emisión del ser humano. Aquí estriba la importancia de cuidar y hacerte consciente de tus propios pensamientos y de mantenerte firme para mantenerte SIEMPRE EN LOS POSITIVOS. No te dejes influenciar por la negatividad, ya que esos pensamientos negativos recuerda que te traerán resultados negativos siempre. Debes saber que tú siempre tienes la varita mágica para cambiar la POLARIDAD de tus pensamientos. En cada momento elige posicionarte en lo POSITIVO exclusivamente. No permitas entrar en tu ámbito nada que no sea POSITIVO y no permitas que tu cerebro emita nada NEGATIVO.

Sé muy bien que es un trabajo que, al principio, cuesta mucho porque tu cerebro no está acostumbrado a este enfoque. Sin embargo, sé también que se puede hacer porque YO LO HE HECHO y aunque momento a momento sigo atenta para que no se cuele nada que yo no quiera en mi cabeza, cada vez más es más sencillo porque a base de cambiar la polaridad, mi cerebro busca lo POSITIVO no busca lo negativo como antes.

Es una cuestión de programación, ni más ni menos.

Te expliqué en "Tu Pasaporte Aromático" cómo funciona el Sistema de Activación Reticular (S.A.R) pero te lo voy a volver a repetir para que te quede grabado. Este sistema existe en tu corteza cerebral PREFRONTAL y es la responsable de que cuando das una orden de búsqueda, tu cerebro de entre todas las posibilidades que percibe, sólo te muestre los resultados de lo que le has pedido. Este hecho lo has comprobado en múltiples ocasiones seguro. Cuando empiezas un CURSO DE COCINA, de repente sólo ves cursos de cocina o maneras de aprender a cocinar por todos lados, te rompes un dedo y solo ves personas con lesiones en los dedos, te quieres comprar un coche rojo y sólo ves coches rojos en la calle…Y así un sinfín de circunstancias.

Este sistema es el que solo te mostrará situaciones positivas cuando tú le des la orden de qué es lo quieres ver y con lo que quieres interactuar.

Tú das la orden de que quieres sólo enfocarte en situaciones positivas y tu cerebro va a mostrártelas. Debes comprometerte con ello y trabajar para ello, cambiando la polaridad de los pensamientos o situaciones negativas que se presentarán al principio. Practica a diario y comprueba por ti mismo/a cómo a lo largo de los días y semanas, tu mente te muestra lo que le pides. Recuerda que tienes una mente programada con unos pensamientos que te han llevado al lugar en el que estás ahora. Esa programación te intentará seguir mostrando lo anterior y, es aquí, donde radica tu trabajo. Cambiar sistemáticamente esta programación y enfocarla en lo que realmente quieres.

De verdad que es así de fácil. El que lo hará difícil serás tú con tus dudas, no hay más.

Enfócate en lo POSITIVO, aumenta tu VIBRACIÓN y explora tu INTERIOR libre de cargas y mantén a LOS ACEITES ESENCIALES como compañeros.

Te adjunto la siguiente lista de los MHZ de emisión de los aceites esenciales:

- 320 Mhz Rosa Damascena

- 181 Mhz Siempreviva

- 147 Mhz Incienso

- 134 Mhz Ravintsara

- 118 Mhz Lavanda

- 105 Mhz Manzanilla Azul

- 105 Mhz Manzanilla Romana

- 102 Mhz Melisa

- 98 Mhz Enebro

- 96 Mhz Sándalo

- 90 Mhz Vetiver

- 85 Mhz Angélica

- 78 Mhz Menta Piperita

En la oscilación vibratoria del cuerpo humano juegan un papel fundamental las emociones positivas y negativas, los pensamientos positivos o negativos además de los aceites esenciales con los que entras en contacto. Así queda claro que la circulación o la no circulación del Qi, Prana o energía vital va a influír en esta mayor o menor vibración. Este Qi ó Prana circula por los meridianos, nadis y chakras, que son los canales que atraviesan todo tu cuerpo, transportando la energía vital para nutrir todas las áreas de tu organismo.

¿Te das cuenta de lo importante que es mantener tu vibración elevada?

Los tres chakras inferiores: Muladhara, Svadisthana y Manipura gestionan tus emociones y los tres chakras superiores: Vishuddha, Ajna y Sahasrara gestionan tus pensamientos. La vibración la emite el chakra del Corazón o Anahata. La corriente inferior emocional y la corriente superior correspondiente a los pensamientos, se unen en el medio y se emite la Vibración conjunta a través de Anahata.

Estos aspectos los hemos trabajado en "Tu Pasaporte Aromático" y si aún no lo has hecho, te recomiendo que empieces por ahí, por limpiar los canales que te impiden la libre circulación energética, para que tu vibración se eleve.

No descuides tu vitalidad y libérate de todas las cargas en forma de tóxicos que te están impidiendo avanzar. Vas a hacer un trabajo mensual en el que EXPLORARÁS un aspecto de TU INTERIOR acompañado/a por un aceite esencial.

Te voy a hablar a continuación de otra forma de entrar en contacto con la parte más energética de las plantas y es a través de las aguas que nos brindan totalmente impregnadas de energía.

¿Vienes conmigo?

VIBRACIÓN PURA DE LAS PLANTAS: LOS HIDROLATOS

"Las aguas sutiles que son los hidrolatos están impregnados por el alma de la planta y actúan rápidamente a nivel psico-emocional y energético. Es como si el agua fuera el mensajero de la acción de la planta. Nuestro cuerpo, compuesto del 70% de agua es muy receptivo al mensaje de las aguas sutiles de las plantas"

Lydia Bossom

En la destilación de una planta, se obtiene por una parte el aceite esencial y por otra el vapor de agua que cuando se enfría se convierte en agua. Este agua impregnada con las moléculas del aceite esencial es lo que se denomina hidrolato. Es menos concentrado en moléculas activas que el aceite esencial pero su uso es más seguro y contienen todo el poder vibratorio de la planta aromática.

El hidrolato aromático es la fase acuosa situada debajo del aceite esencial y suele ser de un color lechoso.

El hidrolato aromático contiene la fracción hidrosoluble la planta y aproximadamente un 0,1% de ciertas moléculas volátiles contenidas en el aceite esencial.

La pureza y poder vibratorio del hidrolato está muy relacionado con **la calidad del agua** que es preferible que sea una fuente de agua pura y natural y mejor todavía si es de la montaña.

Como los hidrolatos están compuestos de agua, su conservación es mucho menor que en el caso de los aceites esenciales, ya que pueden verse afectados por la contaminación microbiana si no se tiene cuidado en su conservación. El contacto con el aire, con la luz y con el calor son los factores más oxidantes de los hidrolatos.

El uso que voy a indicar en este libro **es externo**, es decir, aplicado sobre la piel, aunque se pueden ingerir, solo recomiendo que sean los que ya están indicados en la etiqueta como USO MÉDICO. La razón es que los hidrolatos de uso cosmético pueden contener conservantes para que no se contaminen que están permitidos vía cutánea pero no vía oral. Sólo debes ingerir los hidrolatos que son específicamente para ello.

¿CÓMO CONSERVAR CORRECTAMENTE UN HIDROLATO?

- Manténlo alejado de la luz

- Consérvalo cerrado con cierre hermético

- Consérvalo en un refrigerador o en una habitación fría.

- Duran entre 1-2 años máximo, no los apliques más allá de esa fecha.

La composición del aceite esencial y del hidrolato aunque provengan de la misma planta, pueden ser muy diferentes. La composición bioquímica de los hidrolatos, se obtiene por cromatografía en fase gaseosa porque permite la separación de los compuestos hidrosolubles. En general, los compuestos que se obtienen en un hidrolato se dividen en 2 grandes grupos:

- **Moléculas volátiles que se disuelven en agua.** Éstas las comparten con el aceite esencial y las tienen en muy pequeña cantidad.

- **Moléculas hidrosolubles de la planta**, de bajo peso molecular y volátiles y que no tienen nada que ver con el aceite esencial.

En ocasiones, se comete el error de extrapolar las indicaciones del aceite esencial al hidrolato y no siempre es así, hay en plantas en que las propiedades de una y otra forma son totalmente diferentes.

La mayoría de las veces no tiene nada que ver la composición en una forma y en otra.

Me voy a centrar en mostrarte el gran poder energético que tienen los hidrolatos.

¿Te interesa descubrir como llenarte de energía con toda la energía de la planta aromática y sin riesgos de irritación en la piel?

LA IMPORTANCIA ENERGÉTICA DE LOS HIDROLATOS

"El agua es la fuerza motriz de toda la naturaleza"

Leonardo Da Vinci

Tanto los aceites esenciales como los hidrolatos forman parte de la esencia viva de la planta, utilizando el vapor de agua para materializarse. En su proceso de elaboración forman parte los 4 elementos que conforman todo en la naturaleza: **el agua se moviliza por acción del fuego y se convierte en vapor de agua (aire) que se condensa y se convertirá en un producto físico y transformado para interactuar con el ser humano, conformando el elemento tierra.**

El hidrolato en sí que está compuesto de agua, tiene todo el poder energético de la planta y lo transmite a cada rincón del cuerpo humano: células, tejidos...El hidrolato tiene el mensaje energético de la planta.

El ser humano está formado por agua en un porcentaje elevado, todo tu ser interior está bañado por agua y nutre y limpia toda el espacio intercelular. Es muy importante beber agua para depurar este espacio como leíste e integraste en "Vitalidad sin límites"

El hidrolato te aporta la información energética de la planta, ayuda a limpiar el espacio intersticial, mejora la regeneración porque activa a nivel energético y nutre el organismo.

Las indicaciones terapéuticas y estéticas son numerosas y diversas, pero me voy a centrar en sus cualidades energéticas para explorar **"Tu Año Aromático"**

LAS INDICACIONES MÁS COMUNES:

- **Impregnando compresas para aplicar en una zona localizada.** Según las propiedades del hidrolato, por ejemplo para un eccema se prepara una compresa impregnada en hidrolato de manzanilla azul, para dolores localizados se aplica el hidrolato de menta X piperita…

- **En mascarillas faciales**. Añade 1 tapón de hidrolato a cualquier mascarilla facial para aromatizar y enriquecer la mezcla. Por ejemplo, el hidrolato de rosa se puede añadir a cualquier mascarilla facial por su efecto regenerante.

- **En el baño.** Añade 1-2 cucharadas de hidrolato a la bañera, según el que añadas tendrás unos efectos u otros: si añades hidrolato de enebro potenciarás la acción anti-edematosa, si añades el hidrolato de lavanda el baño será relajante.

- **Baños de pies.** Si no puedes bañarte a diario, puedes realizar un baño de pies durante 20 minutos con un tapón de hidrolato. A través de la planta del pie, puedes conseguir alivio circulatorio y efecto relajante en general. Te recomiendo el hidrolato de manzanilla romana mezclado con el de enebro y lavanda en caso de piernas hinchadas y con tendencia al edema. Te dejará los pies ligeros y bajará tu inflamación.

- **Cuidados del bebé.** Como no tiene contraindicaciones, es la manera ideal de tratar los trastornos del bebe: cólicos, problemas cutáneos, problemas dentarios, etc!.

- **Como tónicos faciales y corporales.** Aplica después de la limpieza de la piel y antes de la crema en facial. Elige dependiendo tu tipo de piel un hidrolato u otro: el de enebro si tienes la piel grasa, el de lavanda o manzanilla si tienes mucha sensibilidad, el de rosa si necesitas una regeneración extra. En corporal, después de la ducha y antes del cosmético de tratamiento que utilices habitualmente.

- **Recetas culinarias.** Como condimento, añádelos a zumos, smoothies, sorbetes…

- Si trabajas cara al público puedes utilizar el hidrolato de salvia **para purificar "ambientes"**.

Una recepción, una cabina de masaje, etc!.Lugares donde transitan múltiples personas y a lo largo del día se nota el ambiente muy cargado y te afecta energéticamente.

- **Para cuidados oculares** en forma de compresas

- **Para cuidados dentarios**: aftas, abcesos, infecciones…

- **Digestiones difíciles**, naúseas, vómitos…

- **Para patologías respiratorias**…

- **Patologías urinarias…**

Todo un sinfín de aplicaciones que NO PRESENTAN CONTRAINDICACIONES según las vías de administraciones recomendadas y en las dosis propuestas.

En cada mes de tu recorrido aromático, te propondré un hidrolato para llenarte de energía y vitalidad!!!

Utilízalos en cualquiera de las vías anteriores y rocíate de estas agua vitales y llenas de energía, a la vez que haces el trabajo y el RITUAL que te pongo mes a mes y tu VIBRACIÓN cambiará y con ella tu manera de percibir el mundo!!

Vamos a ponernos a trabajar ya!!!

¿QUÉ VAS A NECESITAR PARA REALIZAR ESTE RECORRIDO?

"Si quieres construir un barco, no empieces por buscar madera, cortar tablas o distribuir el trabajo. Evoca primero en los hombres y mujeres el anhelo del mar libre y ancho"

Antoine de Saint- Exupery

El punto cero del que debes partir es que **debes decidir y comprometerte con realizar un trabajo interior.**

Igual que todos los entrenamientos, habrá días más duros y días más fáciles para entrenar. Tenlo en cuenta.

La clave está en no ofrecerle a tu MENTE otra opción que no sea HACERLO y punto.

No existe otra posibilidad. Aunque no te apetezca vas a realizar los ejercicios diarios.

Comprobarás por ti mismo/a como las resistencias se van aflojando paulatinamente y llegará un momento en que a base de que tus hábitos repetidos se han instaurado, tu mente ya los va a catalogar como su nueva zona de confort, por lo que ya no te pondrá inconvenientes para realizarlos.

¿Me he explicado bien?

En primer lugar te recomiendo que hayas leído los dos libros anteriores porque "Tu pasaporte aromático" es fundamental para que entiendas todo el trabajo interior que estás haciendo aquí y con "Vitalidad sin límites" tu energía se disparará y aprenderás a equilibrar tu sistema energético. Si no has hecho el trabajo previo, este camino se te hará muy cuesta arriba porque viajarás con muchas mochilas que te impedirán avanzar.

En segundo lugar, necesitas los aceites esenciales porque hacer este trabajo sin ellos es como viajar en bicicleta pudiendo hacerlo en avión. Los aceites son excelentes catalizadores energéticos que multiplicarán la conexión contigo mismo y te permitirán activar las áreas de cerebro que facilitan tu relajación y tu concentración.

En tercer lugar solo necesitas una libreta para llevar a cabo anotaciones por si no quieres escribir en el libro. Escribir sobre tus emociones y pensamientos es llevarlos a la forma y materia y te costará menos hacerte consciente de ellos. Además podrás por ti mismo/a corroborar los avances que se lleven a cabo en el proceso.

"Somos lo que hacemos cada día, la excelencia no es un acto, sino un hábito"

Aristóteles

Por último, **necesitas un sitio tranquilo y 10 minutos al día para EXPLORAR TU INTERIOR,** para indagar en aspectos de ti mismo/a que harán que puedas viajar por la vida, libre de equipaje y disfrutando del camino, yendo donde quieras ir.

¿CÓMO REALIZAR EL RITUAL AROMÁTICO?

- Escoge un lugar tranquilo, con poca luz y sin ruidos. Procura que el tiempo que te tomes no te molesten (mejor 3 minutos así que 30 minutos con interrupciones)

- Suénate antes de empezar

- Mejor no tengas perfumes aplicados en el cuerpo

- **Aplica 1 gota del aceite esencial en la zona que corresponda**. Cada mes hay una indicación y una zona especificada para aplicar cada aceite esencial. Si tienes la piel sensible, aplícatelo siempre con aceite vegetal para no dañar la piel. Recuerda que los aceites esenciales puros sobre la piel pueden producir irritaciones.

- **Inspira el aceite y observa cómo te sientes**. Sólo obsérvalo. No intentes interferir con la mente. Cuanto más te dejes sentir, mucho mejor. Dejarás salir la emoción más fácilmente si la mente no interfiere.

- **Realiza después la segunda inspiración un poco más profunda** y quédate ahí inhalando el aceite esencial y siguiendo las indicaciones dependiendo del trabajo que estés haciendo.

- Cada 20 segundos aproximadamente sepárate del aroma (si el olor te resulta insoportable inhala menos tiempo y descansa más)

- Así durante 10, 11, 12…minutos depende el día, la disponibilidad, tu estado de ánimo, el aceite!!Aquí no hay máximo simplemente déjate sentir y anota en tu diario aromático las sensaciones que te vaya produciendo. Ponte la disciplina de hacerlo un mínimo de 10 minutos y déjate sentir si te apetece estar más tiempo.

Todas las noches después del ritual vas a conectar con tu respiración cuando estés tumbado/a en la cama. Lleva la atención a tu respiración y coloca las manos en el abdomen, nota como se hincha la barriga y al soltar el aire se deshincha. Este simple gesto te ayudará a conciliar el sueño y te ayudará a día a día a establecer una mayor conexión contigo mismo/a. Todo es un entrenamiento, si no practicas no alcanzas la maestría. Dale prioridad a tu exploración interior y haz un poco cada día, pero hazlo, no aflojes.

Si aún no conoces tu Dosha predominante, haz el test para conocerlo. En cada mes te voy a hablar de la influencia del Ayurveda en cada estación, si tu conoces tu Dosha predominante, le sacarás muchísimo provecho a las indicaciones correspondientes a cada mes.

Aunque puedes ceñirte sólo a las pautas que favorecen el flujo energético en el mes, afinarás mucho más si sabes cuál es tu naturaleza.

El test DOSHA determina tu naturaleza esencial o PRAKRITI que se denomina en sánscrito.

Esta naturaleza es como tu número de identificación, no cambia en ningún momento de la vida, es siempre el mismo.

Lo que varían son las condiciones climáticas en las que vives, las situaciones, las personas, las comidas, los hábitos de vida que adquieres...Todo de lo que te alimentas a través de los sentidos, va influenciar a tu naturaleza esencial, que aunque no cambia se puede acentuar todavía más. Lo que oyes, lo que ves, lo que tocas, lo que comes y con lo que entras en contacto, pasa a formar parte de ti y aunque no variarán tu naturaleza esencial, van a influir en tus comportamientos y en tu ambiente interior y exterior.

Si tu partes de una naturaleza con predominio PITTA y te rodeas de personas PITTA, vives en una zona en la que predomina el CALOR-HÚMEDO, tienes un trabajo con horarios muy regulares y un desempeño muy estructurado. Tu propia naturaleza se acentuará todavía más. La responsabilidad de presentar síntomas asociados a este exceso no la tiene TU NATURALEZA sino todos los factores externos e internos que la están agravando y llevando cada vez más al desequilibrio.

Tu partes de un equilibrio determinado pero dentro de un rango "normal" hay diferentes grados de mayor o menor equilibrio y eso es lo que hará que presentes algún síntoma o no.

De ahí la importancia de conocer y observar tu PROPIA NATURALEZA.

Escanea el siguiente código y accede al test o teclea:

www.lavillaromatica.com/test-ayurvedico-personalizado/

"Algún día, en los años venideros, usted luchará con la gran tentación o temblará bajo el peso de la mayor tristeza de su vida. Pero la lucha real está aquí y ahora...Ahora se está decidiendo si, en el día de su suprema tristeza o tentación, usted fracasará miserablemente o vencerá con gloria. Sólo es posible formar el carácter por medio de un proceso continuo y constante"

Phillips Brooks

ENERO: ACEITE ESENCIAL DE RAÍZ DE ANGÉLICA

"La felicidad se encuentra cuando lo que uno piensa, lo que uno dice y lo que uno hace, están en Armonía"

Gandhi

Te encuentras en pleno mes de Invierno en el que las temperaturas externas caen significativamente. **El Agni o fuego digestivo es muy potente en esta época porque hay muy poca cantidad de fuego fuera, por eso se produce fuego a nivel interno**.

Según el lugar en el que vivas, el cielo suele estar más o menos nublado y el tiempo estará frío, húmedo y pesado con mayor o menor intensidad.

KAPHA aumenta progresivamente a lo largo de este mes, alternándose con los días VATA: fríos, secos y ventosos.

Estos factores debes tenerlos muy en cuenta a la hora de seguir las recomendaciones, ya que aunque en Invierno debas seguir las recomendaciones para equilibrar KAPHA como por ejemplo, comer más bien ligero, si amanece un día seco y ventoso y tu DOSHA predominante es VATA, deberás comer un guiso por ejemplo, para aumentar la pesadez y que la ligereza propia de VATA no te lleve al desequilibrio.

¿Me he explicado bien?

Una cosa son las generalidades pero después están las particularidades teniendo en cuenta tu propia naturaleza, la estación en la que estés y las características de esa estación en el lugar en el que vives.

En general y sea cual sea tu dosha predominante, las recomendaciones a seguir en Enero según el Ayurveda son:

- **No te levantes excesivamente temprano**. A las 7 es una buena hora.

- **Practica ejercicio por la mañana.** Si no puedes hacer bicicleta, correr o caminar durante 30 minutos, practica Yoga cómodamente en tu casa, por ejemplo los ejercicios del "saludo al sol"

- **Haz el ejercicio del mes de Diciembre: "Ritual de la respiración"** para depurar el dosha KAPHA y desintoxicar el organismo.

- **Medita, aprovecha para hacer trabajo de exploración interior.** Analiza tus pensamientos y tus emociones. La energía de este mes te permitirá explorar mucho más fácilmente tu interior.

- **Aplícate aceite de sésamo por todo el cuerpo y date una ducha de agua caliente a continuación.** Este aceite calienta y penetra en el organismo para activar la circulación sanguínea y energética.

- **Desayuna cereales de avena** por ejemplo con leche vegetal caliente a la que has añadido jengibre y cúrcuma

- **Lleva siempre un gorro para que el calor no se evapore por la cabeza.**

- **Realízate el masaje en seco con guante de seda** todos los días. Con este simple gesto activarás tu circulación sanguínea y linfática y se producirá calor a nivel interno que ayudará a aliviar la humedad.

Si tu dosha predominante es VATA sigue las recomendaciones anteriores y añade la Swedana (calor húmedo)a tus rutinas diarias. Haz trabajo de respiración y meditación.

Si tu dosha predominante es PITTA sigue las recomendaciones anteriores y no abuses de comidas muy copiosas ni muy pesadas pues agravarán PITTA

Si tu dosha predominante es KAPHA sigue las indicaciones a rajatabla para mantener este dosha en equilibrio.

EN ENERO ACEITE ESENCIAL DE ANGÉLICA

"Antes de hablar piensa si lo que vas a decir es mejor que el silencio"

Swami Kripalvanadaji

Este aceite esencial te permitirá conectar y explorar tus raíces y cómo te posicionas en la tierra.

Para lograr tus objetivos debes saber dónde estás y a dónde te diriges.

Antes de establecer las bases para este nuevo año, voy a presentarte a este aceite esencial tan especial.

Su nombre botánico es **ANGÉLICA ARCHANGELICA** y pertenece a la familia de las apiáceas, antiguamente llamadas Umbelíferas y comprende unos 446 géneros y 3900 especies herbáceas aromáticas. Ofrece un gran número de plantas alimentarias y condimentos como el anís y el apio.

De esta familia, todos los órganos y en particular los granos contienen glándulas o canales secretores y casi todas las familias bioquímicas están representadas en esta familia: monoterpenoles, sesquiterpenoles, fenoles, fenol metil-eter, aldehidos aromáticos, cetonas, ftálidos, cumarinas…

Pertenecen a esta familia el aceite esencial de apio, khella, ajowan, anís, zanahoria, coriandro, comino, angélica, hinojo, levístico…

Los aceites esenciales que se extraen de las plantas de esta familia tienen mucha afinidad con el primer chakra porque estabilizan la energía vital y están muy recomendados en estados de debilidad.

Procede del norte de Europa y crece principalmente en zonas húmedas. El aceite esencial se obtiene por destilación al vapor de las raíces de la planta.

Sus principios activos, principalmente monoterpenos como el alfa y beta pineno, **le confieren propiedades como la acción sedante y estimulante de la circulación sanguínea.**

A nivel mental se utiliza mucho en caso de ansiedad, fatiga nerviosa e insomnio, principalmente cuando te cuesta mucho quedarte dormido/a.

A nivel estético es un gran anticelulítico y activador de la circulación en general, muy indicado para piernas cansadas y retención de líquidos.

A nivel energético estimula el primer chakra y favorece el **enraizamiento, el proceso de tener los pies en la tierra.** Indicado en sinergia en personas que viven literalmente "en las nubes" y se recomienda en caso de fobias, miedos, problemas psicológicos, fragilidad nerviosa…

Lo he elegido para este mes de Enero en el que aprovechando que el DOSHA KAPHA está en aumento, vas a potenciar tus raíces y te podrás deshacer de creencias limitantes que te tienen atrapado/a en esas raíces.

Como **CONTRAINDICACIONES** hay que tener cuidado por su efecto fotosensibilizante ya que contiene furocumarinas. No lo utilices NUNCA en contacto con el sol.

La raíz de Angélica fue llamada en la edad media la raíz del espíritu santo o hierba de los ángeles haciendo referencia a todas sus virtudes terapéuticas, por ejemplo Paracelso combatía la peste con esta raíz…

SUS USOS PRINCIPALES Y SINERGIAS SON:

- Añade 2 gotas a una cucharada de aceite vegetal de sésamo y masajes la zona donde haya **celulitis y/o retención** por su efecto estimulante de la circulación sanguínea.

- **En caso de ansiedad, miedo a volar, miedo a exponer en público…**: aplica 2 gotas en la zona suprarrenal 2 horas antes del evento y repite cada 20 minutos y difunde en el ambiente veinte minutos antes. Si no puedes difundirlo en el ambiente, aplícate 2 gotas en las muñecas e inhala profundamente para beneficiarte de estas propiedades.

- **Cuando necesitas una dosis de coraje extra**: aplica 1 gota en la palma de la mano, acércatelo a la nariz e inspira profundamente. Repite las veces que te hagan falta para reforzar tu coraje y valentía.

- **En caso de dolores menstruales**: mezcla 2 gotas de niauli+ 2 gotas de albahaca exótica + 2 gotas de raíz de angélica en la medida de una cucharada sopera de aceite de sésamo y aplícatelo en la parte baja del abdomen, 3 veces al día la semana previa a que te vaya a bajar el período.

- **Cuando hay estado de debilidad a nivel físico y ansiedad a nivel mental, miedo, insomnio y cansancio**: mezcla 2 gotas de vetiver+ 2 gotas de raíz de angélica+ 2 gotas de mirra en la medida de una cucharada de aceite de sésamo y aplícatelo en la zona lumbar todas las mañanas y todas las noches.

RITUAL DE LOS OBJETIVOS PARA EL NUEVO AÑO CON EL ACEITE ESENCIAL DE ANGÉLICA

"Sois simples como las raíces y tenéis sabiduría que proviene de la tierra. Frágiles sois y sin forma y, sin embargo, sois el comienzo de robles gigantes"

Khalil Gibrán, El Profeta

Este ritual es progresivo a lo largo del mes. Es un proceso de análisis del año que se fue para afrontar el año que viene sin asuntos que te impiden esclarecer tus objetivos.

Escoge un lugar tranquilo y aplícate una gota de aceite esencial de raíz de Angélica en la cara interna de las muñecas junto con aceite vegetal y **otra gota en el chakra de corazón. Inspira profundamente y masajéate esta zona.**

Entra en contacto con tu respiración y **céntrate en el área del corazón**. El aire entra y sale y no fuerzas la respiración, simplemente surge.

Sigue inhalando el aceite esencial de Angélica y lleva ahora tu atención a tus pies, visualiza que de tus pies salen unas raíces que te unen a la tierra.

¿Cómo son estas raíces?¿Son fuertes?¿Son delgadas?

A continuación, **visualiza como una luz blanca sale de tu coronilla hacia arriba y se une a la energía que proviene del cielo**. Visualízate totalmente conectado/a con la tierra y con el cielo.

¿Cómo es la luz que sale de tu coronilla?¿Es luminosa?¿Es débil?¿Eres capaz de sentirla?

Respira tranquilamente y **visualiza todo tu cuerpo como una luz blanca, con tus raíces bien firmes y la luz que emana de tu cabeza y te mantiene totalmente conectado/a.**

Mantente en este estado 5 minutos. Si acuden pensamientos a tu mente déjalos ir, céntrate en el olor del aceite de angélica y en la luz blanca que recorre y rodea todo tu cuerpo.

Cuando hayan pasado los 5 minutos, abre poco a poco los ojos y así con la sensación de conexión cielo y tierra y totalmente centrado/a en el aquí y ahora.

Si lo prefieres escanea este código para escuchar la meditación guiada:

POSIBLES ALTERNATIVAS AROMÁTICAS PARA EL TRABAJO DE ENERO:

- Sándalo (santalum album)

- Patchouli (pogostemun cablin)

- Vetiver (vetiveria zizanoides)

- Benjuí (styrax benzoin)

- Tulsi (ocinum tenuiflorum)

- Citronela (cymbopogon winterianus)

A lo largo del mes, puede ser justo después del ritual o en otro momento, haz el siguiente trabajo con respecto al año que ha pasado:

¿Qué lograste a nivel personal y a nivel profesional en el año que acabó?

Recuerda cómo estabas al comienzo del año y céntrate en lo que sí has logrado: llevar rutinas saludables, hacer ejercicio, aprender un idioma, cultivar una amistad, pagar una deuda...

Agradece estos logros, da las gracias por haberlo llevado a cabo.

¿Qué contratiempos has tenido a lo largo del año que finaliza?

Enumera los que estuvieron directamente bajo tu control y las situaciones sobre las que no tenías control directo. ¿Cómo reaccionaste ante estas últimas? Analiza el aprendizaje que trajeron los contratiempos y si te sirvieron para detectar obstáculos o escalones.

¿Qué podrías haber hecho diferente para experimentar otro resultado?¿Cómo podrías haber procesado esta experiencia de manera diferente?

¿Puedes ver este evento desde una perspectiva diferente, como una tercera persona?

¿Qué puedes hacer para prepararte mejor para un evento similar en el futuro?

¿Cuál es la mejor lección que puedes sacar de esta experiencia?

Perdona a quien necesites perdonar

El perdón es la libertad. Recuerda que el perdón es para ti. Es la única forma de desbloquear los lazos que te mantienen en tu pasado. Perdonar no significa que estés aceptando lo que sucedió o el comportamiento de la otra persona, sólo te liberas a ti de los lazos del pasado.

Escribe una carta de perdón a ti o a una persona en particular para liberarte de este peso. En el mes de Diciembre hiciste un trabajo de PERDÓN muy profundo, si necesitas volver a hacerlo, no lo dudes. Recuerda que esto es un trabajo para toda la vida. No es algo puntual.

Agradece las experiencias que hayas pasado, sé que este punto es el más difícil, pero debes hacerlo. Agradece lo que sucedió, agradece el aprendizaje que trajo consigo. Aunque al principio sea forzado, hazlo.

Ahora establece 3 objetivos personales y 3 objetivos profesionales para el año que empieza

¿Qué acciones vas a realizar para llevarlos a cabo? Escribe 3 acciones que vas a hacer de cada uno de los objetivos.

Narra cada día 10 acciones diarias que vas a desempeñar en total para lograr estos objetivos. Haz este punto diariamente antes de dormir.

Cada día pregúntate: ¿hoy me he acercado o me he alejado de mis objetivos?

No debe ser algo obsesivo pero si debes moverte en pos de lograr tus objetivos e irás descartando opciones de tu día a día que te alejan de ellos porque si sigues haciendo lo mismo que hasta ahora, los resultados serán los mismos.

ESCRIBE EN TU LIBRETA Y RELLENA

¿Qué logros he alcanzado a nivel personal?

¿Qué logros he alcanzado a nivel profesional?

¿Qué contratiempos personales o profesionales he tenido a lo largo del año que finaliza?

¿A qué personas o qué acciones debo perdonar este año?

¿Qué debo agradecer de lo que me ocurrió el año pasado porque te ha traído un aprendizaje?

Ahora establece 3 objetivos personales para el año que empieza.

1.

2.

3.

3 objetivos profesionales para el año que empieza.

1.

2.

3.

Para cada uno de los objetivos expón 3 acciones generales que vas a realizar y cada día escribe las 10 acciones diarias que te acercan a tus objetivos. 10 acciones en total para los seis objetivos.

Por ejemplo, si un objetivo personal es mejorar mi aspecto en el año que viene, tengo 3 acciones principales que puedo realizar a lo largo del año:

- Entrenar a algún deporte

- Cuidar la alimentación

- Cuidarme el exterior

Mis 10 acciones diarias si sólo fuese este mi objetivo podrían ser:

- Caminar 30 minutos

- Tomar una infusión depurativa

- No comer comida basura

- No beber alcohol

- Darme un baño de pies o relajante

- Aplicarme un aceite que mejore el aspecto de mi piel

- Meditar

- Hacer los ejercicios de respiración para mejorar la oxigenación de mis tejidos

- Hacer el ritual con aceite esencial para mejorar mi interior

- Dedicarme 30 minutos a algo que me encante: bailar, reír, escribir, leer…alguna actividad que la tengo como un premio!!Dedícatela todos los días.

¿Me he explicado con la dinámica? Pues a por ello

El HIDROLATO que te propongo para este mes es el de LAUREL porque necesitas un extra de VALENTÍA para mirar de frente tus objetivos e ir a por ellos.

Imprégnate con él y utilizado en tu día a día durante este mes.

El hidrolato de Laurel proviene de LAURUS NOBILIS del que se destilan las hojas, tiene un olor herbáceo y sus componentes principales son óxidos, monoterpenoles y monoterpenos.

INDICACIONES Y PROPIEDADES DEL HIDROLATO DE LAUREL

- **Se asocia al chakra del cuello**

- **Disipa los miedos, estabiliza las emociones, ayuda a relativizar y da coraje y confianza.**

- **Bactericida, viricida, antiséptico, anti-inflamatorio**: ganglios inflamados, aftas, gingivitis, problemas ORL...

- **Indicado en problemas digestivos, tiene efecto carminativo y es antiséptico intestinal:** inflamación abdominal, aerofagia, infecciones y gripes intestinales, diarreas...

- **Emenagogo y analgésico**: dolores menstruales, amenorrea y dismenorrea

- **Tiene efecto analgésico, anti-inflamatorio, estimulante linfático y sanguíneo:** úlceras varicosas, estasis linfático y venoso

- **Fungicida**: candidiasis, micosis...

CONSEJOS DE UTILIZACIÓN

- En caso de **contusiones:** hacer una compresa fría y añadir 3-6 cucharadas soperas de hidrolato sobre la zona dolorosa.

- Haz enjuagues varias veces en caso de **aftas, de gingivitis**…

- Mezcla con hidrolato de geranio y vaporiza en caso de **aftas**

- **Vaporiza las úlceras varicosas**

- **Para experimentar con los sueños:** bebe una taza de agua caliente con una cucharada de café de hidrolato antes de acostarte y vaporiza por todo tu rostro el hidrolato antes de dormir

- **Vaporiza en el cuero cabelludo en caso de caspa, caída de cabello…**

El trabajo escrito de ENERO es para realizar a lo largo del mes, no cada día. Eso sí al acabar el MES tienes que tenerlo todo hecho para seguir avanzando en este año!

Realiza el ritual con el aceite esencial de Angélica todos los días y el trabajo escrito a lo largo de todo el mes.

Soy consciente que el trabajo de este mes te va a remover muchas emociones, por eso es imprescindible que realices el ritual aromático a diario.

Por un lado vas a movilizar y por otro lado vas a dispersar la energía y las emociones.

Hazlo cómo te lo he indicado y este año notarás cambios significativos. Lo que hasta ahora eran meras intenciones, poco a poco se irán transformando en hechos.

¿Quieres seguir explorando?

FEBRERO: ACEITE ESENCIAL DE ABETO NEGRO

"Las reglas del juego de la vida no nos exigen ganar a toda costa, sino nunca dar por perdido un combate"

Estamos en pleno invierno ya con la energía KAPHA acumulada. Los días son fríos y húmedos.

En esta época es muy importante nutrir tu energía vital porque tiende a agotarse más fácilmente.

El organismo tiene menos recursos externos y a nivel interno es de donde tiene que extraer la energía y el calor para llevar a cabo sus funciones. Por eso es importante que te cuides muchísimo en Invierno, para conservar tu energía vital intacta.

Vete a dormir temprano, puedes levantarte un poco más tarde (sobre las 7) y haz ejercicios para activar la circulación por la mañana. Puedes realizar el saludo al sol, caminar 30 minutos, hacer bicicleta o ejercicios de sentadillas…Si no sabes cómo, consulta en internet: tabla de ejercicios para realizar en casa. Hoy en día tienes soluciones para todo. Sólo busca. Activar tu circulación por la mañana te ayudará a afrontar el día con más energía y vitalidad.

Por eso para el ritual he escogido el ABETO NEGRO y se realiza por la mañana.

Además del ritual de la VITALIDAD con el abeto negro, frótate el cuerpo con el guante de SEDA y aplícate el aceite antes de la ducha para activar tu energía vital. En febrero es obligatorio, tienes que activar tu energía sea como sea!

Además de seguir las mismas recomendaciones que el mes anterior porque no hemos cambiado de estación, voy a hacer hincapié **en la alimentación**. Es muy importante en este período preservar el calor y aportar nutrición desde fuera. **Los alimentos más recomendados son:**

- Sopas calientes, cremas de verduras y legumbres (fíjate en los alimentos adecuados para tu dosha predominante)

- Por la mañana un vaso de leche vegetal caliente con una pizca de cúrcuma y jengibre para limpiar y activar circulación.

- Granos integrales

- Bebe agua templada a lo largo del día

- Hazte un zumo con arándanos, moras y frambuesas para mejorar la energía en general. Estas frutas son antioxidantes y revitalizantes.

- Añade semillas de sésamo a tus cremas de verduras y si son de sésamo negro mejor.

- Consume nueces y castañas que aportan energía a nivel interno

¿POR QUÉ EL ACEITE ESENCIAL DE ABETO NEGRO?

Por su acción directa sobre la energía vital. Este aceite como verás a continuación, es un anti-estrés porque regula el nivel de cortisol en sangre, lo que favorece el impulso energético que proviene del riñón. Por algo le llaman el "café expreso de la Aromaterapia"

El abeto negro unido al protocolo por medio de la respiración, hará que te aporte una fuente de energía ilimitada por las mañanas.

Su nombre botánico es **Picea Mariana** y pertenece a la familia botánica de las abitáceas. Esta familia se forma por árboles de gran tamaño con ramificaciones laterales. Sus hojas tienen forma de agujas. Hay diversos tipos que componen esta familia como los Abies, Picea, Tsuga, cedros…Su procedencia es Norteamérica.

El aceite esencial se destila de las agujas de este árbol y por su contenido en monoterpenos, se considera un cortison-like, que regula el nivel de cortisol en sangre, disminuyendo así el estrés. También se considera un tónico general porque aumenta el DOSHA PITTA, por eso el Abeto Negro es tan recomendable en esta época del año.

A nivel terapéutico también se utiliza como antiséptico aéreo y en sinergias antiinfecciosas.

A nivel estético, se utiliza para la piel impura y en eccemas sin inflamación.

A nivel energético siempre en rutinas antiestrés y cuando quieres conectar lo que quieres con lo que piensas.

Lo utilizo siempre al comenzar los tratamientos cuando a una persona le falta motivación.

No presenta contraindicaciones en las dosis adecuadas.

Está considerado como el café "expreso" de la aromaterapia por tener un efecto estimulante similar.

LAS SINERGIAS MÁS UTILIZADAS CON EL ACEITE ESENCIAL DE ABETO NEGRO SON

- **Cuando tienes las defensas bajas**: hazte un baño con 10-15 gotas de aceite esencial diluídas en sal en el agua y date un masaje con 5 gotas de abeto negro en 1 cucharada sopera de aceite de sésamo en la zona suprarrenal (parte baja de la espalda)

- **Problemas respiratorios en los niños**: difunde en el ambiente a lo largo del día 10 gotas en un difusor.

- **Cuando necesitas tomar decisiones**: date un baño y añade entre 5-15 gotas de este aceite, aplícate en el cuerpo una sinergia de aceite vegetal de sésamo con 5 gotas de abeto negro y difunde en el ambiente este aceite esencial. Te dará la fuerza que necesitas.

- **En otoño e invierno yo lo tengo en la mesilla para olerlo antes de levantarme. Me da un impulso de energía increíble.**

RITUAL DE LA VITALIDAD CON ABETO NEGRO

"Todo lo que se realiza, se perpetúa"

El ritual de este mes es para aumentar tu vitalidad por las mañanas, puedes utilizarlo en cualquier momento del año pero en FEBRERO te ayudará a afrontar con más energía y vitalidad las condiciones más adversas.

Después de ducharte coge el guante de seda y con la piel seca, frótate todo el cuerpo desde la cabeza hasta los pies. Haz siete repeticiones friccionando cada pie que en esta época del año tienden a estar fríos y si tu naturaleza es VATA o KAPHA, más todavía.

Ahora vas a mezclar 3 gotas de aceite esencial de abeto negro con 3 gotas de aceite vegetal de sésamo y te lo vas a aplicar en los pies y seguirás friccionando. Ponte unos calcetines para conservar el calor generado y haz la misma mezcla y aplícatela en la zona renal, en la parte lumbar de la espalda. Frota vigorosamente y vístete.

De pie, vas a flexionar las piernas y vas a acercar las palmas de tus manos a la nariz, que aún conservan el aroma del abeto. Inspira profundamente y pon las manos en la zona renal, donde antes aplicaste el aceite.

Inspira por la nariz contando hasta 4, retén el aire contando hasta 6 y exhala por la nariz contando hasta 8 y vuelve a repetir el mismo ejercicio 10 veces. No fuerces las respiraciones, si necesitas acortar los tiempos de inspiración y exhalación, hazlo.

Cuando termines las 10 rondas de respiración, vuelve a acercar las palmas de la mano a la nariz e inspira profundamente.

Este ejercicio lo vas a realizar por las mañanas. Por las noches te recomiendo que hagas el ejercicio del mes anterior, el RITUAL DE LA UNIÓN CIELO-TIERRA con el aceite esencial de ANGÉLICA.

Si lo prefieres escanea este código para escuchar la meditación guiada:

POSIBLES ALTERNATIVAS AROMÁTICAS PARA EL TRABAJO DE FEBRERO:

- Enebro (Juniperus commnunis)

- Ciprés (cupressus sempervirens)

- Laurel (laurus nobilis)

- Abeto blanco (sapies alba)

- Eucaliptos (todos los quimiotipos)(Eucalyptus…)

El hidrolato que propongo para incluir en tus rutinas durante el mes de FEBRERO es el de CIPRÉS que activará tu circulación y mejorará tu retención de líquidos y mucosidad linfática.

Este hidrolato proviene de la fase acuosa de la destilación al vapor de las ramas de Cupressus sempervirens que pertenece a la familia de las coníferas.

Sus componentes mayoritarios son los monoterpenos

INDICACIONES Y PROPIEDADES

- El CIPRÉS es sinónimo de la inmortalidad del alma. Símbolo de eternidad, nos indica que la muerte sólo es una nueva etapa.

- **Ayuda a frenar los desordenes energéticos y a centrarnos en lo esencial**

- **Estimula las funciones pancreáticas, hepáticas y renales como depurativo:** edema, gota, cistitis, artrosis, obesidad…

- **Estimulante circulatorio, descongestionante venoso**: celulitis, varices, hemorroides, cuperosis, piernas cansadas…

- **Descongestionante en general**: menstrual, inflamaciones de la prostata, urinarias…

- **Antitusivo:** bronquitis, tos…

- Problemas urinarios como eneuresis, incontinencia…

- **Astringente cutáneo:** cuperosis, picores…

- **Equilibrante hormonal:** menopausia, subidas de calor, sudoración excesiva…

CONSEJOS DE UTILIZACIÓN

- **Hemorroides:** combina con aceite esencial de sándalo, jara, siempreviva, nardo, vetiver…Haz baños de asiento con este hidrolato mezclado con el agua.

- **En varices, celulitis, mala coloración de la piel:** haz compresas sobre la zona afectada combinado con los mismos aceites esenciales que los hemorroides.

- **Dolores antes de las reglas:** haz una compresa caliente con 2-3 cucharadas soperas de hidrolato.

El Invierno dará paso a la primavera el mes que viene y si has hecho el trabajo correcto, empieza todo su esplendor!!

Vamos a seguir explorando el interior aprovechando toda la energía de las estaciones!

BIENVENIDO MARZO

MARZO: ACEITE ESENCIAL DE MELISA

"No hay nada que el cielo no cubra y nada que la tierra no sostenga"

Chuang Tzu

Este mes queda en el medio entre el invierno y la explosión de luz y color de la primavera. Hasta mediados de mes, el Invierno se sigue desarrollando y las temperaturas suelen ser muy bajas y el clima suele ser frío y ventoso. A finales de mes entra la primavera y comienzan a subir tímidamente las temperaturas, sintiéndose la acumulación de frío de todo el Invierno.

En general e independientemente de tu DOSHA, en esta época, el AGNI digestivo está más elevado para contrarrestar la falta de fuego del exterior. Harás mejores digestiones en esta época del año, sobre todo a principios de mes.

Las recomendaciones generales en Marzo, independientemente del DOSHA que predomine en tu naturaleza son:

- Toma agua templada para favorecer la digestión

- Evita los alimentos picantes

- Las zanahorias, los tomates, los higos, dátiles y frutos secos son alimentos muy recomendados para esta época del año.

- Los lácteos, los alimentos a base de harina de trigo y aceites comestibles puedes consumirlos, sobre todo a primeros de mes. A medida que va avanzando, va aumentando el DOSHA KAPHA y se debe ir reduciendo el consumo de estos alimentos.

- Haz ejercicio

- Date masaje regularmente, seguido de Swedana, todas las veces que te lo puedas permitir.

- Aplícate el GUANTE DE SEDA todos los días para aportar calor y activar circulación.

- Evita dormir durante el día

- Los últimos 10 días de mes ya está KAPHA acumulado por lo que debes evitar comidas pesadas y de difícil digestión. Evita también los alimentos fríos y dulces que aumentan la energía de pesadez de este DOSHA.

El principio de la primavera, se parece mucho al invierno y si no has cuidado tu energía adecuadamente en esta época del año, ahora en primavera estarás a nivel energético con un acúmulo de frío en tu interior que depende cual sea tu DOSHA predominante tenderás a presentar diferentes alteraciones propiciadas por un aumento de frío interno.

Si has cuidado tu energía en Invierno, el paso a la Primavera será pan comido!Vivirás la llegada de esta estación denominada como "La reina de las estaciones" pleno/a de energía y vitalidad.

La naturaleza despliega todo su esplendor en esta época del año, hace brotar y florecer las plantas y los árboles y todo se llena de color.

¿POR QUÉ EL ACEITE ESENCIAL DE MELISA?

"Si no aprendemos a soltar, si no dejamos ir, si el apego puede más que nosotros y nos quedamos ahí atados, pegados a esos sueños, fantasías e ilusiones, el dolor crecerá sin parar y nuestra tristeza será la compañera de ruta"

Jorge Bucay

Esta aceite está considerado una joya en la Aromaterapia ya que se necesitan para obtener 1 kilo de aceite esencial siete toneladas de hojas de Melisa que es la parte de la planta que se destila. Por este motivo existen "falsas melisas" de las que las más comunes por su parecido olfativo son:

- Cymbopogon citratus: citronela

- Nepeta cataria var.citriodora

- Eucalipto citriodora

- Litsea cubeba

Su nombre viene del griego y significa abeja porque las abejas utilizan su néctar para producir la miel. Su nombre botánico es *Melissa officinalis* y procede principalmente de Asia y de Francia.

Este aceite está considerado como un gran calmante, sedante, facilita el sueño y es hipotensivo. Es un gran antiinflamatorio

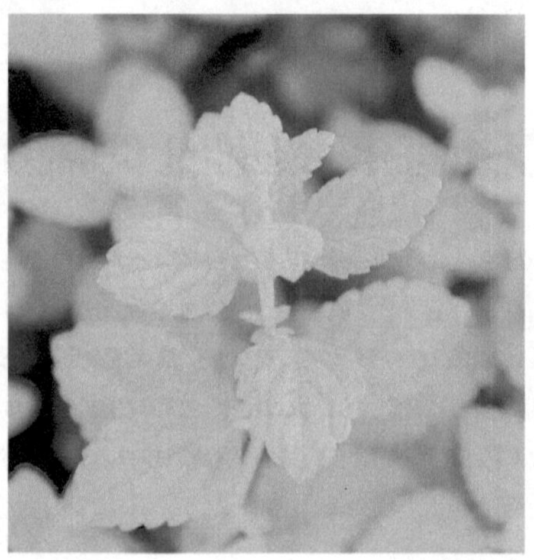

A nivel energético abre el chakra del corazón y ayuda a reencontrar el equilibrio en el amor, en la compasión y en el afecto. Afina la sensibilidad entre los seres, establece empatía.

No presenta CONTRAINDICACIONES en las dosis recomendadas

Paracelso la consideraba "la mejor esencia para el corazón" y **Avicena** lo empleaba como tónico digestivo y decía que "la limpieza de la Melisa alegra el corazón y fortalece la vitalidad"

PUEDES UTILIZAR LA MELISA EN LAS SIGUIENTES SINERGIAS RECOMENDADAS:

- 2-3 gotas de aceite esencial de Melisa en 5 gotas de aceite vegetal en **masaje de vientre para dolor de estómago**

- 1 gota de melisa en la cara interna de las muñecas e inhala profundamente durante 3-4 respiraciones **antes de dormir en caso de insomnio**

- **En caso de dolor menstrual**, aplica diariamente en la parte baja del abdomen: en una cucharada de café de aceite vegetal de sésamo, 2 gotas de melisa + 2 gotas de lavanda.

- Difunde en la habitación 3 gotas de melisa + 3 gotas de mandarina **para crear un ambiente relajado**

- La sinergia Melisa+Lavanda tiene un **efecto antipirético.** Aplica en muñecas con aceite vegetal/ baño y aceite en los pies y vía olfativa.

- **Cuando hay mucha agitación mental con mal humor, insomnio, pulso rápido, dolor de cabeza e incluso alguna décima de fiebre:** inhala aceite esencial de Melisa y aplícate 2 gotas en la cara interna de las muñecas con 2 gotas de aceite vegetal e inhala profundamente.

La Melisa te va a ayudar a desapegarte. **El RITUAL DEL DESAPEGO** es interesante realizarlo en Marzo porque es cuando KAPHA va aumentando y ya sabes que este dosha en desequilibrio tiende a acumular, bien sea en lo físico o en lo emocional.

La Melisa disminuye los lazos afectivos que te mantienen inmóvil. **Este ritual es muy beneficioso en una etapa de duelo, justo cuando el alma partió o justo antes de irse. Rompe lazos que, en ocasiones, sigues manteniendo por rechazo al cambio**.

A medida que vayas realizando el ritual, te vas a ir encontrando más ligero/a, con más libertad para tomar decisiones y no le pondrás tanto peso a opiniones ni a situaciones externas.

Escoge un sitio cómodo y coge tu libreta y el aceite esencial de Melisa. Por su contenido en citrales conviene que no te lo apliques NUNCA directamente sobre la piel porque a la larga te provocará irritación.

Antes de comenzar el ritual, piensa en una situación de la que necesites desapegarte.

Puede ser una persona en concreto, puede ser un hábito como fumar o levantarte tarde, puede ser una situación concreta que te mantiene enredado/a y de la que quieres guardar distancia…

Párate un momento a pensar en algo de lo que te quieres desapegar para así darle mucho más poder a este ejercicio. Para este ritual te recomiendo que pongas alarma para ayudarte a romper con tu estado interior de meditación.

Pon diez minutos de duración los primeros días y vete poco a poco aumentando, pudiendo llegar al final del mes a realizar este ejercicio durante 20 minutos o el tiempo que necesites. Es un ejercicio muy liberador, no te lo saltes ni un día. Aumenta diariamente 30 segundos o un minuto el tiempo de meditación, vete progresivamente y llegarás al día treinta realizando casi el doble de tiempo de meditación que al comenzar.

Aplícate siempre primero una base en aceite o crema en la zona del pecho y en la cara interna de las muñecas. Aplícate 1 gota de Melisa en la zona de pecho y muñecas e inspira profundamente.

Lleva toda tu atención al chakra del corazón (zona del pecho) y visualiza en él el color verde que envuelve todo tu pecho. Cada inspiración el color se vuelve más vivo, más nítido.

Sigue inhalando la melisa, mientras visualizas la situación, persona o hábito del que te quieras desapegar. Mientras te visualizas sin el apego que ahora te está restando energía y libertad, te repites YO SOY LIBRE. Siente la libertad en tu pecho.

Cuando acuda algún pensamiento a tu cabeza, céntrate en el aceite esencial de Melisa y la frase YO SOY LIBRE.

Mantente unos minutos en este estado hasta que suene la alarma que has programado.

Cuando finalice el tiempo es IMPORTANTE QUE DES LAS GRACIAS AL APRENDIZAJE DE LA SITUACIÓN ANTERIOR porque ahora serás una mejor versión de ti mismo/a por haber superado ese apego. Gracias a ese apego has podido experimentar el Desapego!!!

Si lo prefieres escanea este código para escuchar la meditación guiada:[1]

---

1 Música de la meditación:
Undercover Vampire Policeman de Chris Zabriskie está sujeta a una licencia de Creative Commons Attribution (https://creative-commons.org/licenses/by/4.0/)
Fuente: http://chriszabriskie.com/uvp/
Artista: http://chriszabriskie.com/

RITUAL DESAPEGO

Gracias al APEGO PUEDO EXPERIMENTAR EL DESAPEGO

¿ DE QUÉ APEGO QUIERO LIBERARME EN MI VIDA ?:

DESPUÉS DEL MES. ¿ Cómo me siento?

Escribe la situación, persona o hábito del que te quieras desapegar y agradece su existencia porque así tu puedes convertirte en una persona que domina el DESAPEGO. Piensa en la situación como un entrenamiento para que tú pases la prueba.
Escribe!!!

POSIBLES ALTERNATIVAS AROMÁTICAS PARA EL TRABAJO DE MARZO:

- MENTA x PIPERITA

- Mejorana (origanum majorana)

- Geranio Rosa (pelargonium graveolens)

- Salvia (Salvia officinalis)

- Albahaca exótica (ocimun basilicum)

- Manuka (Leptospermum scoparium)

El hidrolato que he elegido para este mes es el de GERANIO (pelargonium graveolens) que se extrae de la destilación al vapor de sus hojas y sus compuestos mayoritarios son: monoterpenoles, ésteres…

El nombre Pelargonium significa cigüeña.

INDICACIONES Y PROPIEDADES

- **Regulador del sistema nervioso y combate el estrés y contribuye a centrarse más en las tareas a desarrollar.**

- **Alegra sin razón aparente.** Disminuye los bloqueos en el plexo solar, disminuyendo los conflictos internos que te impiden amar.

- **En spray aúrico,** crea un filtro energético que transmite un sentimiento de protección y atrae situaciones positivas

- **Antiespasmódico, anti-inflamatorio, activador de las funciones hepáticas y pancreáticas, depurativo**: diabetes, úlcera de estómago, inflamación intestinal.

- **Hemostático, antiséptico, cicatrizante:** quemaduras, heridas, acné, rosácea, micosis, eccema, dermatosis…

- **Regulador hormonal**: síndrome premenstrual, depresión de origen hormonal, amenorrea, dolores antes de la regla…

- **Beneficia el sistema circulatorio:** hipertensión, hemorroides, varices, piernas cansadas…

CONSEJOS DE UTILIZACIÓN

- **En caso de quemaduras**

- **Depresión, sentimiento de estar en cualquier situación sin problemas:** Utiliza durante el día el hidrolato como un tónico facial y corporal.

- **Hemorroides sanguinolentas**: baño de asiento combinando con jara, ciprés y sándalo…

- **Diabetes**: haz curas alternando con otros hidrolatos depurativos

- **Micosis cutáneas y ungueales:** vaporizar varias veces por día la zona a tratar y utilizar el hidrolato por vía interna

- **Urticaria, piel irritada, rojeces difusas:** vaporizar varias veces por día la zona a tratar, beber 3 veces por día un vaso de agua de agua enriquecida con una cucharada de café de hidrolato.

Entra de lleno la PRIMAVERA y Abril es un mes importante para preservar intacta tu energía. Con los apegos trabajados vas a explorar el interior, aprovechando toda la energía expansiva de la PRIMAVERA que Abril te brinda.

ABRIL: ACEITE ESENCIAL DE NEROLI

"Sólo los desnudos viven al sol. Sólo los que no tienen timón pueden surcar el gran mar. Sólo el que es oscuro con la noche despertará al alba y sólo el que duerme con las raíces bajo la nieve llegará a la primavera"

Khalil Gibran, El profeta

Este es el mes en el que la primavera se establece y se desarrolla. El DOSHA KAPHA sigue aumentando paulatinamente y si tu Dosha predominante es este debes seguir las recomendaciones adecuadas para mantener tu energía en equilibrio.

El calor va poco a poco en aumento pero aún no hay temperaturas elevadas.

Si tu Dosha es KAPHA debes seguir las siguientes recomendaciones a rajatabla ya que este DOSHA está en la máxima plenitud a lo largo de este mes, si tu dosha es VATA o PITTA, te sentirás durante este período más relajado/a en el caso de Vata y menos irascible en el caso de Pitta. Sigue las recomendaciones igual sea cual sea tu DOSHA pero llévalas más estrictamente si tu DOSHA es KAPHA.

- **Haz ejercicio.** Sobre todo ejercicio aeróbico como caminar o andar en bici. Mínimo de 30 minutos diarios.

- **Evita las comidas pesadas**. La miel es fundamental. Sustituye el azúcar por este alimento. Es caliente y astringente que son dos características que neutralizan el exceso de Kapha.

- **Mantente activo, estimula tu actividad mental**.

- **Varía tus rutinas y evita estar estático.**

- **Evita los productos lácteos.** Los lácteos aumentan el moco y la retención de líquidos, haciendo que la secreción sebácea sea mayor.

- **Aumenta el sabor picante, el amargo y el astringente.**

- **Evita comidas y bebidas heladas**

- **Evita alimentos grasientos**. Evitar los fritos y el dulce.

- **Toma alimentos ligeros y secos**. Verduras frescas templadas, las especias como la canela o el jengibre son muy adecuadas para mejorar la digestión y disminuir el nivel de Kapha.

- **Recibe masajes con asiduidad**. El masaje que debes recibir es dinámico, profundo y combinado con drenaje. Masaje profundo y vigoroso a poder ser en seco. No utilices mucho aceite ni muy untuoso. El aceite de Jojoba es el ideal. En seco se puede realizar masaje con pindas, piedras calientes, polvos de especias…

- **Visita con frecuencia la sauna finlandesa** que provoca un calor-seco tan beneficioso para Kapha o la Swedana que elimina toxinas y el frío interno.

- **Date todas las mañanas un masaje con guante de seda** que es una técnica de masaje en seco denominada Garshan que se realiza con 2 manoplas de seda y se fricciona todo el cuerpo con ellas. El masaje dura entre 2-3 minutos. El masaje Garshan además tiene las siguientes ventajas:

Beneficios del masaje Garshan

- Mejora la circulación sanguínea en todos los tejidos del cuerpo.

- Efecto exfoliante, ya que arrastra impurezas y células muertas.

- Mejora el aspecto de la celulitis porque ayuda a drenar líquidos.

- Elimina la energía electroestática de la que estamos cargados diariamente

¿POR QUÉ EL ACEITE ESENCIAL DE NEROLI?

Este aceite esencial se extrae de la destilación al vapor de las flores del naranjo amargo, del azahar.

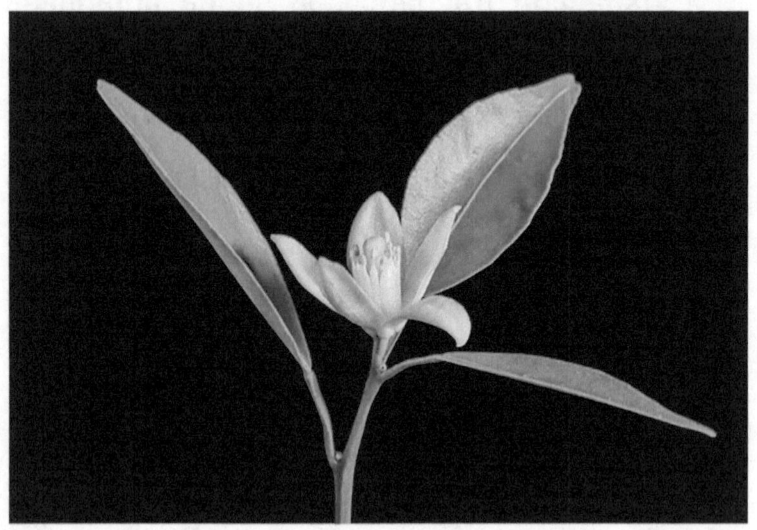

El naranjo florece con toda su intensidad en este mes de Abril y ante el impacto de la primavera, el Neroli te hará de parachoques energético.

Su nombre científico es CITRUS AURANTIUM ssp AURANTIUM y esta delicia de la naturaleza se extrae de la destilación al vapor de las flores de este árbol, el naranjo amargo.

Su nombre se debe a Ana Maria de la Tremoille, una princesa italiana por matrimonio pero francesa de nacimiento, conocida como la princesa de Neroli (aldea cercana a Roma). A esta princesa le gustaba tanto el olor de la flor de naranjo que lo utilizaba para el baño y en cantidades enormes para perfumar sus vestidos y todo su palacio. De ahí que el perfume del aceite esencial de la flor de naranjo o azahar se conozca desde el siglo XV como aceite esencial de Neroli.

Sus propiedades terapéuticas principales son: positivante, anti-infeccioso, antibacteriano, antiparasitario, antidepresivo y tónico digestivo.

Sus indicaciones terapéuticas principales son: insomnio, varices, depresión nerviosa, hemorroides y fatiga.

Suele utilizarse en perfumes por su aroma floral. Las notas que aporta este aceite esencial son las de corazón ya que armoniza y equilibra cualquier sinergia en la que se añada.

A nivel estético se utiliza como tónico cutáneo y en caso de acné, seborrea y en el cuidado de las pieles maduras.

Además del ritual que te propondrá al final, este aceite esencial lo puedes utilizar en las siguientes sinergias y usos:

- **Si tienes dolor menstrual**. Date un baño caliente con 5 gotas de neroli mientras difundes el aroma en el ambiente. A continuación date un masaje con una cucharada de aceite vegetal en la que mezclarás 3 gotas de neroli y 2 de aceite esencial de lavanda. Haz este protocolo los días que lo necesites, previos a la menstruación o durante la misma.

- **Si tienes jet lag**: empieza a difundir en el ambiente y a oler neroli dos días antes de la partida y durante los tres o cuatro primeros días en el destino. Puedes llevar un difusor de viaje y así las horas de desfase no te amargarán el viaje. Llévate el hidrolato de neroli en la maleta para aplicártelo por la mañana y por la noche en la cara antes de tu crema o aceite habitual.

- **Si tienes la piel sensible** y se "enciende" con cualquier estímulo externo (calor, calefacciones…) o interno (comidas calientes, especiadas, emociones, etc…) añade 1 gota de neroli a tu cosmético habitual por la noche y verás como tu piel se calma.

- **Si necesitas inspiración**. De hecho se le conoce como el aceite esencial de los artistas. Para despertar nuevas ideas, cuando estás "atascado" y no se te ocurre nada. Huele todos los días por la mañana en una tira aromática este aceite esencial. Respíralo como mínimo durante 5 respiraciones completas y comienza el día.

- **Si padeces dolores de cabeza, sobre todo en el área occipital, vértigo, zumbido de oídos y/o congestión facial:** mezcla 2 gotas de salvia esclerea+ 2 gotas de lavanda+ 2 gotas de neroli en una cucharada de aceite vegetal de coco y aplícatelo en la nuca 3 veces al día.

- **Si padeces estrés desde hace tiempo y tienes irritabilidad que te lleva a periodos de estar muy cansado/a: aplícate todas las noches antes de dormir** 1 gota de cada uno en la cara interna de las muñecas, respira profundamente inhalando los aceites y céntrate en la respiración. Manténte 10 minutos así y aplícate 1 gota de cada en 1 gota de aceite vegetal y aplícatelo en el pecho antes de dormir. Haz esto todas las noches.

Durante este mes para liberarte más de la energía Kapha beneficiándote del aceite esencial de Neroli, haremos el...

RITUAL DE RECARGA ENERGÉTICA

Necesitas un lugar cómodo y en este caso vas a hacer un anclaje olfativo energético.

Vas a aplicarte 1 gota de neroli en el interior de las muñecas y sentado/a en un lugar cómodo, vas a oler profundamente este aroma mientras visualizas tu energía fluír por todo el cuerpo.

Te sientes activo/a pero tranquilo/a. Sientes como la energía se moviliza, visualízala en movimiento!!!

Ahora inicia un chequeo desde la cabeza a los pies, con la energía activa detectarás más fácilmente dónde se estanca la energía.

Puedes notar como un tapón, un pinchazo, un dolor en alguna zona...allí donde lo sientas, quita las muñecas de la nariz y pon tus manos sobre la zona que notas la congestión o dolor. Mantén las manos unos tres minutos mientras visualizas cómo se mueve la energía en ese punto.

Al finalizar los tres minutos respira 3 veces profunda y conscientemente y abre poco a poco los ojos.

El neroli, libera bloqueos allí donde existen. Tanto físicos como emocionales.

Anota todas tus sensaciones: ¿te ha costado movilizar la energía?

¿Has notado alguna zona más congestionada?

No se si consumes algún tipo de tóxico en tu vida, pero como viste en "Vitalidad sin límites" para adquirir energía, es mejor eliminarlos por completo.

Durante este mes tu RITUAL DE RECARGA ENERGÉTICA se completará con que tomes consciencia de los tóxicos que consumes y que DECIDAS DEJAR ALGUNO de ellos. Es decir, aprovecha este ritual para dejar algún tóxico que quieras eliminar de tu vida.

Si lo prefieres escanea este código para escuchar la meditación guiada:

RITUAL DE RECARGA ENERGÉTICA

ADIOS TÓXICOS

OLFATO-GUSTO

ALIMENTOS PROCESADOS
ALCOHOL
TABACO
AROMAS SINTETICOS
PERFUMES ARTIFICIALES
DROGAS

VISTA

EXCESO DE TV DE NOCHE
EXCESO DE REDES SOCIALES DE NOCHE
PROGRAMAS CON VIOLENCIA
NOTICIAS NEGATIVAS

OIDO

OYES CONVERSACIONES NEGATIVAS
ESCUCHAS LA RADIO CON NOTICIAS DICREPANTES
ESCUCHAS MUSICA VIOLENTA
ESCUCHAS RUIDOS FUERTES

TACTO

¿UTILIZAS COSMÉTICOS TÓXICOS SOBRE TU PIEL?
TOMAS EL SOL INDISCRIMINADAMENTE
UTILIZAS ROPA CON MATERIALES NO NATURALES

POSIBLES ALTERNATIVAS AROMÁTICAS PARA EL MES DE ABRIL:

- Limón (citrus limon)

- Mandarina (citrus reticulata)

- Bergamota (citrus Bergamia)

- Naranja (citrus sinensis o aurantium)

- Yuzu (Citrus junos)

El hidrolato que propongo para este mes es el de AZAHAR que es la fase acuosa de este mismo aceite esencial.

Utilízalo durante todo el mes como un impulso energético y además con las indicaciones que vas a ver a continuación.

INDICACIONES Y PROPIEDADES

- **Es un gran calmante y ansiolítico contra las depresiones, estrés, shock...**Calma a los niños, adultos y animales.

- **Favorece la reconciliación con uno mismo y con los otros.**

- Purifica el cuerpo y el espíritu y ayuda a dejar ir el sufrimiento y los bloqueos.

- **Purifica el canal entre el segundo y el quinto**

chakra y crea el espacio para una comunicación serena

- **Sedativo**: insomnio

- **Ansiolítico:** depresión, agitación, estrés, nerviosismo…

- **Reconfortante:** si estás dejando de fumar, anti-depresivo…

- **Emoliente, regenerante y suavizante de la piel**: sensible, piel de bebé, piel frágil, madura…

- **Calmante:** cólera, irritabilidad…

CONSEJOS DE UTILIZACIÓN

- **Vaporiza sobre la piel delicada de los bebés cuando está irritada**

- **Cólera, agitación, frustración:** pulveriza en tu rostro y tu cuerpo este hidrolato a la vez que realizas el ritual

- **En spray aúrico:** te hace más receptivo a los otros

- **Examen**: Utilízalo a modo de spray aúrico durante el examen y échate 1 gota de aceite esencial de neroli en las muñecas

Ya has recargado pilas en ABRIL y tu energía está plena para seguir explorando en el mes de MAYO. Limpia tu organismo de toxinas y libera TUS EMOCIONES: ESTÁS VIVO!

MAYO: ACEITE ESENCIAL DE SIEMPREVIVA

"La naturaleza no se apresura, sin embargo todo se logra"

Lao Tzu

Durante este mes el calor va en aumento, KAPHA va decreciendo y PITTA va aumentando paulatinamente.

Haz un PROGRAMA DETOX intensivo en esta época sea cual sea tu DOSHA predominante porque limpiarás exhaustivamente el KAPHA acumulado y el calor que empieza ahora a aumentar se asentará sobre un terreno energético depurado.

La primavera es la estación de la acción, del cambio y del renacimiento. En este momento de año, la desintoxicación de tu organismo será más fácil y rápido por la propia energía de la estación.

El DETOX de primavera pasa por moverse y expandirse porque en Primavera la energía es expansiva y hay que aprovecharse de ella en ese sentido. Cuando limitas la energía que se expande, es cuando viene la frustración, la ira y el estrés.

El hígado está en plenitud en esta estación porque la energía se expande y trabaja para depurar el organismo de la acumulación del Invierno. Pónselo fácil con las pautas que te daré más adelante.

El ritual que te propongo para este mes es muy especial porque vas a trabajar con los residuos emocionales que han podido ocasionar que hayas contraído tu energía de expansión. Vas a trabajar con la IRA acumulada y ni te imaginas QUÉ LIBERADOR ES…Pero el ritual te lo voy a mostrar después, ahora céntrate en las recomendaciones alimenticias y de modo de vida y síguelas para que el acceso a esa IRA sea más fácil. Estas pautas son para que expandas tu energía y no se acumule más porque si por una parte liberas y por otra sigues acumulando, no tiene sentido.

¿Me hago comprender?

Recomendaciones para expandir tu energía y desintoxicar tu organismo en PRIMAVERA:

- **Haz ejercicio y a poder ser al aire libre.** Ponte en contacto con la naturaleza, date un paseo por un parque, por el monte…

- **No consumas alimentos fritos ni grasos que sobrecargan el hígado.**

- **No consumas alcohol.** Siempre es malo para el organismo consumir tóxicos pero en esta época es nefasto porque por un lado no permites que el hígado desintoxique tu organismo y por otro lado lo estás intoxicando todavía más.

- **No fumes por las mismas razones anteriores**. ELIMINA YA LOS TÓXICOS DE TU VIDA. Vuelve a leer "Vitalidad sin límites" para comprobar los efectos de estas sustancias sobre tu organismo.

- **No consumas mucha cantidad de lácteos** porque tienen una energía contractiva y pesada e interfieren en la energía de esta estación.

- **Consume alimentos de color verde**: coles de bruselas, espinacas, lechuga, judías, aguacate, calabacín, pepino, repollo…que ayudan a depurar el hígado y tienen efecto anti-inflamatorio.

- **Consume alimentos frescos**

- **Restringe el consumo de carne** y mejor si es blanca como el pollo o el pavo. Evita lo máximo posible carne roja.

- **Aplícate el aceite de sésamo** por todo el cuerpo antes de la ducha: nutre, depura e hidrata.

- **Toma un suplemento depurativo como el extracto de semilla de pomelo y una tisana**. Estos suplementos te ayudarán a limpiar tu organismo de toxinas y te sentirás mejor a nivel físico, mental y emocional. Desde el interior mejorarás tus funciones de eliminación y drenaje y los síntomas que puedas estar manifestando se eliminarán.

- Haz el RITUAL DE LA SIEMPREVIVA para trabajar las emociones.

¿POR QUÉ ELEGÍ EL ACEITE ESENCIAL DE SIEMPREVIVA?

"Regalar amor está más arriba que devolver amor"

La naturaleza nos brinda esta maravilla olfativa en esta época del año para que te ayude en tu proceso de expansión.

Su nombre botánico es **HELYCHRYSUM ITALICUM** y la familia botánica a la que pertenece son la Asteráceas que representan el último grado de evolución de las Angiospermas, sus flores son las más perfeccionadas, compuestas de una flor con muchas flores. Componen esta familia 20000-23000 especies repartidas en 800 géneros, siendo la familia más numerosa del reino vegetal y la más distribuida por todos los continentes, en todas las altitudes y bajo todos los climas. Componen esta familia las manzanillas, las achilleas, árnica, equinácea, siempreviva…

El *Helichysum* viene del griego *Helios* (sol) y *khrusos* (oro), es decir *sol de oro.*

Se necesitan 8 kilogramos de flores para 10 ml de aceite esencial. Se la llama el aceite antihematoma milagroso o el aceite del boxeador porque contiene una molécula llamada italdiona que tiene un efecto fibrinolítico muy potente que destruye los coágulos sanguíneos. Es el antihematoma más poderoso conocido tanto físico como emocional.

El término "Siempreviva" proviene de la longevidad excepcional de sus flores.

La siempreviva dependiendo el origen tendrá más predominio de unas moléculas o de otras:

- La Siempreviva **de Córcega** contiene acetato y propinado de metilo (40%) y beta dionas (12%)

- La Siempreviva **de Yugoslavia** contiene más sesquiterpenos y beta pinenos, el acetato de metilo no llega al 20 %

- La siempreviva **de origen español** produce esencialmente alfa pineno (73%) en detrimento del resto de los constituyentes.

Por este motivo que se especifique el origen es muy importante para determinar una acción.

El aceite esencial se extrae de la destilación al vapor de sus flores y es equilibrante de los tres doshas.

Es un aceite rico en ésteres por lo que tiene propiedades negativizantes, antiespasmódicas y cicatrizantes y por su contenido en Italdiona tiene propiedades anti-hematoma muy potentes. Por algo le llaman el aceite esencial de los boxeadores. Por su contenido en cetonas también se utiliza como mucolítico y como lipolítico.

A nivel estético se usa para cosméticos antiarrugas, regenerantes y por su acción lipolítica, se incluye en productos reductores.

A nivel energético se considera un aceite que **te pone en contacto con tus emociones más fuertes**, te abre la conciencia, relaja el cuerpo físico y permite a todas las partes de nuestro ser regenerarse en profundidad. Disuelve también los hematomas del alma.

Al igual que otros aceites esenciales como el geranio, cuando lo usamos mediante inhalación, la siempreviva calma y estabiliza las emociones ayudándote a hacer frente a la frustración y al resentimiento. Es un gran depurativo emocional.

Este aceite esencial armoniza lo que piensas con lo que sientes, provocando que no se convierta en una lucha sino que todas tus manifestaciones sean más armónicas.

Hay que tener en cuenta las precauciones: durante el embarazo y la lactancia, aplicar con precaución y en una zona localizada. Se desaconseja si estás tomando tratamiento anti-coagulante.

LOS USOS MÁS COMUNES DEL ACEITE ESENCIAL DE SIEMPREVIVA SON:

- **Como efecto antienvejecimiento y regenerante** cutáneo añade 1 gota en tu crema o aceite de noche. Un estudio del año 2012 demostró que la siempreviva elevaba el nivel de sirtuinas que son enzimas responsables de retrasar el envejecimiento de la piel.

- **Si te has dado un golpe, si tienes tendencia los moretones o te has caído**. Mezcla en una cucharada de café aceite vegetal de almendras con 3 gotas de siempreviva, 5 veces el día del golpe. Al día siguiente tres veces y si hace falta al tercer día otras 3 veces. Cuanto más rápido actúes más probabilidades tendrás de que no salga moretón. En caso de niños una gota lo más rápido posible para que o se forme el moretón, repetir 3 veces al día.

- **Si te has quemado o tienes una cicatriz de hace años**. Mezcla en aceite de almendras (10 ml) 20 gotas de siempreviva y aplícate 3 gotas de la mezcla en la superficie a tratar 3 veces al día. Depende de cuándo sea la lesión notarás antes o después la mejoría.

- **Para potenciar el efecto reductor**, añade 3 gotas de siempreviva a tu crema o aceite reductor habitual o si no lo tienes aplícate un aceite vegetal base como el sésamo. Aplícatelo en la zona que quieras reducir pues es un gran lipolítico o quemagrasa. Ya sabes que tienes que ayudar con cambio de hábitos de vida también.

- **Si padeces cuperosis o eritrosis** añade 1 gota a tu aceite o crema facial. Es un gran estimulante de la microcirculación.

- **En heridas abiertas**, después de su desinfección, se puede aplicar 1 gota para mejorar la cicatrización.

- **En hemorroides**, aplica 2 gotas en 2 gotas de aceite vegetal de hipérico y aplícatelo localmente. Mejorarán gracias al gran poder sobre la circulación local.

- **En caso de estar sufriendo una separación, un cambio brusco en tu vida, cuando sientes que tienes ira retenida del pasado**: pon en difusión siempreviva, aplícate 5 gotas junto con una cucharada de aceite vegetal de almendras en la zona de plexo solar y cardíaco y repite varias veces al día.

- **Para disminuir las palpitaciones y en todos los casos de estrés que afecta a la tensión arterial**:

mezcla dos gotas de siempreviva y dos gotas de lavanda en una cucharada de aceite vegetal y aplícatelo en la zona de pecho dos veces al día, entrando en contacto con tu respiración.

- **Para desintoxicar el hígado después de un período en el que has tomado medicación o que has estado muy estresado/a**: mezcla 3 gotas de siempreviva y 3 gotas de romero quimiotipo verbenona en una cucharada de aceite vegetal de sésamo y aplícatelo en el abdomen 3 veces al día durante un periodo mínimo de 1 mes.

RITUAL DE LA LIBERACIÓN CON ACEITE ESENCIAL DE SIEMPREVIVA

"Lo primero que el sacerdote y el levita preguntaron fue: Si me detengo a ayudar a este hombre ¿qué me pasará?El buen samaritano invirtió la pregunta: Si no me detengo a ayudar a este hombre ¿qué le pasará?"

Martin Luther King Jr

Con este ritual vas a liberar la IRA bloqueada en ti mismo. En primer lugar debes hacerte consciente de que este sentimiento está en ti y que cada vez que se libera por un hecho externo, la IRA sale de ti. NADIE TIENE LA CULPA DE QUE TU SIENTAS IRA. Nadie ni nada puede desatarte ese sentimiento si no estuviese en ti. Si te liberas de la IRA es imposible que brote algo que ya no existe en ti.

Si te hace falta repasa el SELLO DEL PODER PERSO-NAL de "TU PASAPORTE AROMÁTICO" y evalúa tu nivel de enfado.

Wayne Dyer lo explica perfectamente: *"Si yo exprimo una naranja sale zumo de naranja, cuando alguien o algo te exprime del exterior, sale lo que hay en ti"*

La ira es una de las emociones más destructivas. Arruina las relaciones, intimida a los compañeros de trabajo y crea malos sentimientos. Así que es sorprendente que a menudo sea un tema pasado por alto. En algunos sectores, la ira en realidad se considera positiva, una herramienta para obtener lo que desea y nada más lejos de la realidad, la IRA destruye.

Si acumulas IRA ¿dónde crees que se guarda? Cada célula de tu cuerpo estará enfadada y expandiendo esa ira por todo tu organismo.

¿Estás enojado?

¿Dónde localizas tu propia ira?

Para liberarte de este sentimiento debes saber dos cosas:

- **La primera es aceptar que vive en ti, que la IRA la posees tú**. Si esta cuestión aún no la aceptas, medita sobre ella. Aplícate el aceite esencial de SIEMPREVIVA en la cara interna de las muñecas, inhala profundamente conectando con tu respiración y pregúntate dónde reside tu IRA. Te ayudará visualizar una situación en la que te enfadaste. Suele coincidir con seres queridos porque son las situaciones que más te movilizan emocionalmente. Observa la situación como un observador y ahora analiza y detecta el origen del conflicto. Si no aceptas este punto, esta es tu misión del mes de MAYO. La energía expansiva te ayudará a abrir la mente a otras percepciones.

- Está en tus manos romper el círculo de la IRA. Si te haces consciente de que este sentimiento vive en ti y no quieres generar más enfado ni resentimiento, cada vez que brote la IRA, cada vez que detectes que atraes una situación que va a hacer salir esta IRA que reside en ti, haz todo lo contrario: responde con AMOR, con EMPATÍA, con PERDÓN...Para que lo veas más claro te voy a contar un cuento que leí en Facebook:

"Un importante empresario, estaba enojado y regañó al director de uno de sus negocios. El director llegó a su casa y gritó a su esposa, acusándola de que estaba gastando demasiado porque había un abundante almuerzo.

La señora, gritó a la empleada, que luego de la regañina, rompió un plato y dió una patada al perro porque la hizo tropezar.

El animal salió corriendo y mordió a una señora que pasaba por allí. Cuando ella fue a la farmacia, para hacerse una curación, le gritó al farmacéutico porque le dolió la aplicación de la vacuna. Este hombre, llegó a su casa y le gritó a su madre, porque la comida no era de su agrado.

La señora, manantial de amor y perdón, le acarició la cabeza mientras le retiraba el plato y le decía:

-Hijo querido, te prometo que mañana haré tu comida favorita. Trabajas mucho, estás cansado y hoy precisas una buena noche de sueño. Voy a cambiar las sábanas de tu cama por otras bien limpias y a perfumarlas, para que puedas descansar bien. Mañana te sentirás mejor.

Lo besó y abandonó la habitación, dejándolo solo con sus pensamientos. En ese momento, se interrumpió el círculo del odio, al chocar con la paciencia, la aceptación, la dulzura, el perdón y el amor"

EL RITUAL DE LA LIBERACIÓN consiste simplemente en hacerte consciente de esta emoción que brota de ti y que posiblemente hayas atribuido a personas del exterior que crees: QUE TE ENFADAN…deja el rol de víctima y rompe el círculo de la IRA. Este es un trabajo que iniciarás este mes pero es para toda una vida. Por lo que te voy a decir ahora te va a sorprender muchísimo pero por más cruel que sea el crimen, la violación o la guerra, la ira es siempre personal. Su semilla infecta incluso las mejores causas. Solo entrando y sacando la semilla puedes contribuir al fin de la violencia. Sólo después de que aceptes la negatividad de la ira y sus malos efectos en ti personalmente, será factible no permitir que esa semilla brote.

Aceptar la IRA y perdonar te libera a ti, no excusa lo que haya hecho otra persona. Pero con tu IRA estás aumentando el efecto negativo ¿NO TE DAS CUENTA?

Si respondes con IRA,

¿te hace mejor persona?

No, estás contribuyendo a más odio, más enfado y más rencor y si, querido/a lector/a esto es RESPONSABILIDAD TUYA.

ROMPE EL CÍRCULO.

Coge el aceite esencial de siempreviva que te ayudará a liberarte de los "hematomas del alma" y te permitirá limpiar el camino que te lleva a ver el origen de tu enfado.

Aplícate 1 gota en la cara interna de las muñecas junto con aceite vegetal e inhala profundamente.

Conecta con tu respiración, hazte consciente del aire que entra y del aire que sale. Mantente unos minutos observando tu respiración y tu interior.

Ahora visualiza una situación en la que te hayas enfadado, puede ser con una persona concreta o con una institución…algo que te haya desatado tu IRA INTERIOR.

¿Sientes el enfado con la misma intensidad que cuando lo viviste? ¿Puedes sentir la IRA viviendo en ti?

Si es así siéntela, déjala salir, llora, grita, canta, dale puñetazos a un cojín…lo que quieras con tal de soltar ese enfado…

Si no te sale nada pero estás enfadado/a di en alto lo que dirías en esa situación, no te quedes con las palabras dentro y si no te sale nada, coge tu libreta y escríbelo. Elimina esa acidez de tu interior como sea.

Si no te viene ninguna situación porque crees que no sientes ira en absoluto, simplemente obsérvate a lo largo de este mes, las reacciones que puedas tener para liberar esa IRA.

Cuando finalices la meditación, entra en contacto con tu respiración otra vez y poco a poco vete abriendo los ojos.

Trabaja con la misma situación todos los días hasta que llegues a revivir la situación que el primer día te ha provocado mucho enfado y resentimiento, sin ningún tipo de IRA.

Ahora te sonará a chino, pero SI SE PUEDE.

Si has liberado totalmente una situación, empieza con otra que también te haya causado enfado y resentimiento.

Ni te imaginas lo liberador que es este ejercicio, es tan liberador que lo vas a realizar también el mes DE JUNIO, con una ligera variación pero la base es la misma.

Cuando te liberas de emociones enquistadas, tu filtro emocional cambia y dejas de ir por el mundo atrayendo situaciones para liberar esa IRA.

Cambiará hasta tu semblante. Te lo garantizo. La gente te empezará a decir, no se que te has hecho pero estás más guapo/a.

Y es que la libertad emocional es bella como TU.

Si lo prefieres escanea este código para escuchar la meditación guiada:[2]

---

2 La música de la meditación pertenece a:
Lightless Dawn de Kevin MacLeod está sujeta a una licencia de Creative Commons Attribution (https://creativecommons.org/licenses/by/4.0/)
Fuente: http://incompetech.com/music/royalty-free/index.html?isrc=USUAN1100655
Artista: http://incompetech.com/

POSIBLES ALTERNATIVAS AROMÁTICAS PARA EL MES DE MAYO:

- Lavanda (Lavandula angustifolia, vera u officinalis)

- Lavandín (lavandula híbrida)

- Té de labrador (ledum greonlandicum)

- Romero qt Verbenona (rosmarinus officinalis qt verbenone)

- Limon (citrus limon)

- Lemongrass (cymbopogon flexuosus)

El hidrolato con el que trabajarás como complemento este mes es el de ROMERO que es producto de la fase acuosa de la destilación al vapor de la planta entera del rosmarinus officinalis, cuyos componentes principales son: cetonas y monoterpenos.

INDICACIONES Y PROPIEDADES

- **Activa tu fuego interno transformador** y te hace salir del estado de letargo.

- Purifica el cuerpo y el espíritu, **reforzando la concentración y la memoria**

- **Astringente, purificante, tonificante, refrescante:** acne, piel átona y flácida, celulitis y piel mixta

- **Digestivo, y regenerante a nivel del hígado y de la vesícula biliar, así como del páncreas y los riñones**: aumento de peso, problemas metabólicos premenstruales, falta de energía, retención de líquidos, prostatitis…

- **Estimulante cardiovascular:** hipotensión

- **Mucolítico y expectorante:** rinitis

- **Tónico nervioso y mental:** poca memoria, poca concentración, falta de claridad mental, actitud pesimista, falta de motivación, dificultad a aprender lenguas extranjeras, miedo a hacer frente a conflictos…

CONSEJOS DE UTILIZACIÓN

- **En caso de congestión de los sinus**: haz una compresa templada impregnada y aplícatela en frente y pecho

- **En caso de acné**: haz máscara de arcilla con el hidrolato de romero 1-2 veces por semana y utilízalo como tónico

- **Vaporiza el rostro y los antebrazos por la mañana si tienes dificultad para despertarte**

- Date un baño con sales y 2-4 cucharadas soperas de hidrolato después de un **día agotador**

- **Durante un período de estudios intensivos**, vaporiza el rostro, el ambiente y el baño con este hidrolato

- **En caso de que se retrasen las reglas**: aplica compresas templadas en el vientre impregnadas con el hidrolato y bebe 1-3 veces al día 1 taza de agua templada con 1 cucharada de café de hidrolato de romero.

El calor va aumentando poco a poco y desembocamos en JUNIO, un mes en el que los días son los más largos del año y que hay una explosión luz. Al final de mes, comienza el VERANO y con el FUEGO está en su máximo esplendor.

¿Te apetece explorar qué le pasa a tu organismo en JUNIO?

JUNIO: ACEITE ESENCIAL DE ROSA DAMASCENA

"La fragancia queda siempre en la mano de quien levantó la rosa"

George William Curtis

Estamos en el mes de Junio donde PITTA se encuentra cada vez más en aumento. Finaliza la primavera, KAPHA disminuye y el calor ya empieza a ser significativo.

Sigue con el protocolo DETOX que propuse en el MES DE MAYO, **las recomendaciones para equilibrar tu energía en PRIMAVERA**.

Las mismas recomendaciones con unos pequeños matices:

- **Si tu dosha predominante es VATA**, en esta época te encontrarás muy bien física y mentalmente. Aprovecha para DESINTOXICAR TU ORGANISMO AL MÁXIMO y cuando llegue el otoño estarás pleno/a de energía. Sigue las recomendaciones del mes anterior y aprovecha para hacer una actividad física calmada. El YOGA es el ejercicio más recomendable para ti.

- **Si tu dosha predominante es PITTA** puedes estar sufriendo los primeros inconvenientes propiciados porque el calor se empieza a acumular si no te has cuidado lo suficiente. Lleva las recomendaciones DETOX a rajatabla y consume alimentos para equilibrar el DOSHA PITTA. Consulta la lista completa en "Vitalidad Sin Limites"

- **Si tu dosha predominante es KAPHA,** sigue con el PLAN DETOX del mes pasado y te encontrarás con más ligereza física, mental y emocional. Practica deporte aeróbico para movilizar tu energía: camina, anda en bici, nada, haz bicicleta elíptica...

¿POR QUÉ HE ELEGIDO LA ROSA X DAMASCENA PARA EL RITUAL DEL AMOR INCONDICIONAL?

"El corazón tiene razones que la razón no entiende"

Pascal

La rosa florece en este mes y nos regala todo su esplendor y su aroma. Es el símbolo del AMOR y es el aceite esencial que más alto vibra. Acúmulo de sol y de luz es un símbolo de ENERGÍA VITAL AMOROSA.

Este ritual acabará de disipar tu ira y te conectará directamente con el AMOR.

Antes de mostrarte el ritual, te voy a hablar de este regalo divino.

Su nombre botánico es ROSA DAMASCENA y pertenece a la familia de las rosáceas que se dividen en 85 géneros que representan más de 3000 especies como la Filapéndula, la alchemilla, las fresas…

La rosa siempre se ha considerado "la flor" por excelencia como símbolo de pureza (rosa blanca), símbolo de pasión (rosa roja) y es el símbolo del amor. Se utiliza mucho como perfume y dependiendo de la especie para aceite esencial, siendo el más valorado el aceite de Rosa Damascena. Las especies de rosa más utilizadas son:

- **Rosa X Damascena** (de la que hablo en esta monografía)

- **Rosa X centifolia**. Suele extraerse en forma de absoluto para perfume.

- **Rosa Chinensis o de China.** Se produce agua de rosas y aceite esencial.

- **Rosa Bourbon (Rosa X Damascena X chinensis).** Es originario de la isla de la Reunion, cultivado en India y sus pétalos sirven para producir agua de rosas.

- **Rosa Moschata.** De origen europeo e Himalaya, posee flores blancas y se utiliza para preparar un agua muy utilizada en medicina ayurvédica.

- **Rosa blanca ó Rosa alba**. Cultivada en Bulgaria

- **Rosa gallica o de Provenza**

- **Rosa X chinensis X gigantea**

Procede de medio Oriente, Marruecos, Bulgaria, Turquía, Francia…Se destilan al vapor sus pétalos y de ahí se extrae este maravilloso aceite esencial. Hacen falta 4 toneladas de pétalos de rosa para obtener 1 kg de aceite esencial.

A nivel terapéutico sus principios activos como el citronellol, el nerol, el linalol y los ésteres que lo contienen le confieren propiedades terapéuticas como tónico general, antidepresivo, estimulante circulatorio y linfático y cicatrizante.

A nivel estético se utiliza para cualquier tipo de alteración a nivel facial como arrugas, flacidez, manchas…

A nivel energético es donde su aplicación es más activa pues es el aceite que más alta vibración tiene superando los 320 MHZ. Tiene mucha afinidad por el chakra del corazón y lo une con el séptimo. Conecta con la empatía hacia los otros y hacia el universo. Conecta con el amor incondicional. Siempre que sientas una "falta de amor" hacia ti mismo, hacia los demás, hacia el mundo…Oler aceite esencial de rosa damascena te ayuda a restaurar la energía femenina, bien sea por un daño externo o propio. Esto es válido para hombres y para mujeres.

Los valores femeninos son la dulzura, la apertura del corazón, el cariño, el acogimiento…Cuando necesites conectar con tu feminidad, huele rosa damascena.

Todos los tipos de Rosa se utilizan **para regular a nivel energético**, armonizar y para eliminar cualquier estancamiento emocional que exista.

No presenta contraindicaciones en dosis adecuadas.

Este aceite sí es de calidad es líquido pero se cristaliza si la temperatura baja de 10 grados, si no cristaliza es que no es de muy buena calidad.

Dice **Maggie Tisserand** en su libro *Aromaterapia para mujeres*: "El aceite de rosa es calmante y curativo de los estados emocionales y se puede utilizar como perfume algunos días o mediante masaje en el plexo solar. La rosa es excelente para calmar emociones exaltadas y, cuando se utiliza para controlar el síndrome premenstrual, su aroma reconfortante y sus poderes de curación pueden proporcionar un alivio inmediato, haciendo de la rosa un verdadero remedio de mujer"

Las sinergias en las que puedes incluir la Rosa X damascena son:

- **Perfume de Rosa (roll on)**. Se aplica a modo de perfume detrás de las orejas, en muñecas…

  - 10 ml de aceite de Jojoba (es el aceite vegetal que menos interfiere en el olor y fija aromas)

  - 4 gotas de aceite esencial de Rosa Damascena

  - 2 gotas de aceite esencial de Geranio Rosa

- **Síndrome premenstrual**

  - 15 ml de aceite vegetal de sésamo (cierto efecto calorífero)

  - 3 gotas de aceite esencial de Rosa Damascena

  - 3 gotas de aceite esencial de lavanda ó mejorana

  - 3 gotas de aceite esencial de Neroli. Aplícatelo todos los días tres gotas en zona ovárica y cuando hay malestar 3-4 veces añadiendo a la aplicación la zona lumbar, pues suele ser una zona donde residen muchas molestias y estancamientos.

- **Estados de nerviosismo ó duelo**

  - 10 ml de aceite vegetal de jojoba en roll on

  - 4 gotas de aceite esencial de rosa damascena

  - 3 gotas de esencia de bergamota ó de aceite esencial de lavanda

Agita bien y aplica por la mañana y por la noche (o a demanda siempre que lo necesites) en plexo solar y cara interna de las muñecas (cuidado con la bergamota que no se puede aplicar en contacto con el sol pues produce quemaduras).

- **Aceite reparador antiarrugas.** Añade una gota de Rosa Damascena a tu crema, sérum o aceite habitual

- **En estado depresivos**: 1 gota de rosa damascena en una cucharada de aceite vegetal y aplica 2 veces al día en la zona en plexo solar y cardíaco. Respira profundamente

RITUAL DEL AMOR INCONDICIONAL CON LA ROSA X DAMASCENA

"El amor ama a un tú y corona a un nosotros"

Aunque creas que tienes situaciones en las que aún necesitas liberar tu IRA, empieza a trabajar este RITUAL pues seguro que te ayudará a difuminar el ENFADO.

El ritual del AMOR INCONDICIONAL, te conectará con tu fuente de AMOR interior. Con un manantial continuo que brota de ti y al que tendrás acceso siempre que quieras.

Coge el aceite esencial de Rosa y aplícate 1 gota junto con 1 gota de aceite vegetal, en la zona del pecho. Llévate la mano a la nariz e inhala profundamente el perfume de rosa mientras llevas tu atención al corazón.

Visualiza tu energía concentrada en el área del corazón y visualiza el color verde que inunda todo tu cuerpo.

Sigue inhalando el aroma de la rosa.

Piensa en una persona a la que ames, esa persona en la que piensas y se dibuja una sonrisa en tu rostro. Piensa en ella y disfruta del sentimiento de amor puro, expande el pecho y siente el amor hacia esa persona. Ese sentimiento brota de ti. Piensa en una situación con esa persona en la que fuisteis tremendamente felices, ríete a carcajadas si quieres, disfruta de la situación…Siéntete en esa escena, toca a esa persona, qué oyes, qué hueles...incluye los sentidos para hacer más real esa sensación.

Si en vez de situaciones positivas te vienen eventos negativos, céntrate en el perfume de la rosa y no te dejes enredar por las situaciones negativas.

La mente te las mostrará porque también están ahí pero ahora es momento de anclarte a la felicidad.

Siente la situación de alegría, ríe, siente el AMOR en tu interior. Despídete de la persona con la que compartes en la visualización y conecta con tu respiración otra vez.

Poco a poco vete abriendo los ojos.

Acabas de hacer un anclaje olfativo para conectar con la felicidad.

Durante este mes comprueba tú mismo/a cómo hacerlo.

Lleva siempre encima el aceite esencial de Rosa X Damascena y siempre que necesites conectar con la alegría que vive en ti, coge el aceite, cierra los ojos e inhala el aroma a Rosa. Igual no te viene la misma situación que trabajas todos los días, pero si te vendrá la sensación de alegría, empatía y conexión.

Recuerda que esto es un entrenamiento progresivo, no quiere decir que lo vayas a hacer sólo un día y ya tengas el anclaje hecho. Esto es un trabajo de fondo donde tu mente te va a poner trabas porque la estás sacando de su zona de confort. Sólo te puedo dar un consejo: PERSISTE hasta que el resultado sea el que te muestro.

Si lo prefieres escanea este código para escuchar la meditación guiada:

POSIBLES ALTERNATIVAS AROMÁTICAS PARA EL MES DE JUNIO:

- Geranio Rosa (pelargonium graveolens)

- Kunzea ambigua

- Manzanilla romana (chamaemelum nobilis)

- Espliego (lavandula spica)

- Tomillo qt linalol (thymus vulgaris qt linalol)

Este mes te propongo complementar el ritual con el hidrolato de ROSA damascena que va a potenciar los efectos del aceite esencial.

INDICACIONES PRINCIPALES

- **Dilata el chakra del corazón y lo deja más receptivo.**

- **Equilibra las emociones bloqueadas** a nivel de los cuerpos sutiles.

- **Calma el exceso de fuego**, de cólera y agresividad en el organismo.

- **Disuelve la rigidez a** nivel del plexo solar y combate las actitudes egoístas.

- **Astringente, purificante, tonificante, refrescante, anti-inflamatoria:** pieles átonas, erupciones cutáneas, eritema, pieles maduras, quemaduras de sol, urticarias…

- **Antiinflamatorio ocular**

- **Euforizante, ansiolítico, relajante, neurotónico, anti-pitta:** apetito excesivo, hiperemotividad, mal aliento, úlceras de estómago, necesidad excesiva de azúcar, frustración, miedos, cólera, agitación…

- **Afrodisíaco**

- **Regulador y antiséptico de las vías respiratorias**

CONSEJOS DE UTILIZACIÓN

- **En caso de síndrome premenstrual, calambres en el vientre y mal humor durante o antes de la regla**: utiliza la rosa como spray de ambiente y aplica en el bajo vientre en forma de compresas impregnadas en el hidrolato

- **Vaporiza el hidrolato en caso de frustración, agitación, cólera...**

- Vaporiza la zona a tratar en caso de **eritema, urticaria...**

- Haz duchas vaginales en caso de **lesiones vaginales** y vaporiza la zona varias veces al día mezclando 1/3 de hidrolato y 2/3 de agua

- **Vaporiza la zona de los ojos si trabajas continuamente con el ordenador o en forma de compresas**

Dejas JUNIO atrás y te adentras en PLENO VERANO, donde el DOSHA PITTA presenta todo su esplendor. Aprovecha el calor de esta estación para TRANSFORMAR todo lo que quieras de tu vida.

BENEFICIATE de esta estación tan generosa.

JULIO te espera...

JULIO: ACEITE ESENCIAL DE LAVANDA

"Quien busca problemas, encontrará problemas; quien busca tareas en la vida, encontrará las plenitudes sentido. Una vida plena es un camino que siempre está abierto...para todos"

Victor Frank

Estás situado/a en pleno verano, las temperaturas son altas y PITTA está en toda su plenitud. El verano es brillante y caluroso y si tu DOSHA predominante es PITTA debes equilibrar la energía FUEGO que inunda este mes si no quieres presentar síntomas por exceso de calor.

Uno de los síntomas principales y que primero se manifiesta es el ritmo de sueño. Si llegado al verano empiezas a dormir mal, quiere decir que no hay suficiente "agua" para apagar el fuego o el fuego que hay es excesivo. Si tu predominio es PITTA y a medida que va aumentando el calor duermes mal, lleva a rajatabla todo los parámetros para equilibrar este DOSHA.

Quiero hacer hincapié aquí en que no todos los meses de Julio son iguales en todas las partes del mundo. Si vives en una zona en la que el verano es caliente y húmedo, se agravarán todos los síntomas por exceso de PITTA, mucho más que si vives en una región donde las temperaturas no son muy elevadas o el calor es seco.

Aquí describiré el mes de JULIO como auténticamente PITTA con calor-húmedo como predominio.

Para mantener el equilibrio y evitar que el DOSHA PITTA se agrave en Verano sigue las siguientes directrices:

- **Mantente fresco/a**. Utiliza ropa de algodón o de seda y que no vaya pegada al cuerpo.

- Después de ducharte **pulveriza tu cuerpo** con hidrolato de lavanda y a continuación aplícate aceite de coco que es refrescante y a la vez nutritivo.

- **Sigue la dieta para calmar PITTA** tal y como indico en "Vitalidad Sin Limites"

- Destaco que consumas frutas como manzanas, peras, melon y ciruelas.

- **Toma agua a temperatura ambiente**, ni caliente ni fría.

- **No consumas granizados ni helados** ya que producen toxinas en el organismo al no realizarse bien la digestión porque el fuego digestivo se inhibe.

- **Evita totalmente la carne roja y el alcohol** que son los dos elementos que elevan más el dosha PITTA.

- Procura **no trabajar en un ambiente donde el calor se intensifique** y si no te queda más remedio, ten a mano el hidrolato de lavanda para pulverizar tu cabeza con frecuencia.

- El fuego digestivo está bajo, por lo que **no debes comer mucha cantidad de alimentos,** pues la digestión se hará lenta y pesada.

- **No te tumbes al sol en las horas centrales del día**.

- **No realices ejercicio físico agotador** y si lo haces que sea a primera hora de la mañana.

- **Haz yoga** todos los días porque ayuda a dispersar el fuego.

- **Llénate de piedras.** En colgantes, en pulseras, en tu casa…porque absorben calor y te refrescarán.

- Si te notas muy irascible por la noche, **da un paseo a la luz de la luna** y al llegar a casa rocíate con el agua de lavanda. El calor se disipará y podrás conciliar el sueño

- Haz todas las noches el RITUAL DE LA FLEXIBILIDAD con el aceite esencial de LAVANDA.

¿POR QUÉ HE ELEGIDO EL ACEITE ESENCIAL DE LAVANDA?

Este aceite esencial es una auténtica panacea universal.

Es gracias a la lavanda que hoy día la Aromaterapia se denomina así, y es que por el año 1918, René–Maurice Gattefossé (farmacéutico francés) que se quemó la mano en una explosión en el laboratorio y tuvo el reflejo de sumergirla en aceite esencial de lavanda, el alivio fue inmediato y la curación de la herida y cicatrización sorprendentes, por lo que se dedicó al estudio antibacteriano y regenerador de los aceites esenciales durante muchos años y con él nació la Aromaterapia moderna.

El nombre botánico del aceite esencial de lavanda es **Lavandula Angustifolia o vera u officinalis**. Su familia botánica son las lamiáceas y es una familia compuesta por 2600- 3200 especies sobre todo herbáceas. Se cultivan en zonas templadas con preferencia del mediterráneo y en zonas subtropicales con altitud. Esta familia se puede adaptar fácilmente a cualquier área. Pertenecen a las lamiáceas: las albahacas, los tomillos, las lavandas, el hisopo, la melisa, las mentas…

Las lavandas, del latin **lavo= lavar** eran utilizadas por los habitantes de la provenza para lavar y perfumar la colada.

Las especies que comprenden la lavanda son:

- **Lavanda spica o espliego** que crece entre 400- 1000 metros sobre el nivel del mar. Como característica principal, contiene eucaliptol, de ahí que su aroma recuerde a la lavanda pero con un toque balsámico. Se suele utilizar para procesos respiratorios y gastrointestinales. Es un gran expectorante y mucolítico, en la esfera gastro intestinal se utiliza como antiespasmódico y para dolores en general.

- **Lavandín**. Híbrido espontáneo entre la lavandula angustifolia y la lavandula Spica. Crece entre 600-800 metros sobre el nivel del mar y su composición y propiedades son muy similares a la lavanda vera pero su rendimiento es mayor. Se utiliza para armonizar la esfera mental-física cuando hay que ir poco a poco.

- **Lavanda vera, angustifolia u officinalis.** Crece entre 700-1800 metros sobre el nivel del mar. Describo este aceite esencial a continuación.

- **Lavanda Stoechas o lavanda de Sevilla** con propiedades anti-inflamatorias muy potentes.

- Existen así como 40 especies más de lavandas y sus híbridos por todo el mundo con diferentes composiciones y propiedades. Es un gran expectorante, mucolítico, anti-inflamatorio y antibacteriano, muy utilizado en sinusitis, otitis…

Hay diferencia también entre la lavanda cultivada y la silvestre y la altitud a la que se obtiene, de ahí que haya diferentes precios en este aceite esencial.

El aceite esencial de Lavanda más valorado se extrae de la lavanda que se da de manera salvaje por encima de los 1300 metros y llega hasta los 1600. El terreno debe ser muy seco. El aroma de este tipo de lavanda es muy fino y sus propiedades terapéuticas son sedantes ya que produce mayor porcentaje de ésteres. No se producen grandes cantidades de este tipo de aceite. Se denomina ***Lavandula angustifolia var. fragans.***

La variedad silvestre de la lavanda que se da entre 450-1200 metros se denomina **Lavandula Angustifolia var. Delphinensis** se da en zonas más frías y es menos rica en ésteres que la anterior.

La Lavanda más común que consumimos es la cultivada entre 600-1200 metros y procede de Francia e Italia y se extrae de la destilación al vapor de las sumidades floridas, se necesitan entre 100-150kgs de sumidades floridas para obtener 1 kilo de aceite esencial.

Sus principios activos principales son:

- **Alcoholes terpénicos**: linalol (30-49%), 1-terpineol-4-ol (2-3%), alfa terpineol, borneol, geraniol, lavandulol

- **Ésteres terpénicos**: acetato de linalino (40-50%)

- **Monoterpenos:** alfa pineno (0,1-0,6%),beta pineno (0,1-0,2%), canfeno (0,1-0,3%),limoneno(0,2-0,7%)

- **Sesquiterpenos**: beta cariofileno (1%)

- **Cetonas**

Al ser un aceite esencial con un uso tan extenso y ser uno de los más vendidos del mundo, también es uno de los más adulterados. Normalmente este proceso se realiza con el aceite esencial de lavandín que es mucho más barato porque su rendimiento es mayor.

He detallado toda la composición porque es una de las más extensas de los aceites esenciales. Contiene en total más de 1000 moléculas activas, siendo las anteriores las que tiene en mayor proporción.

Sus propiedades terapéuticas más significativas son: Negativizante, antiespasmódica potente, calmante, sedante, descontracturante muscular, antiinflamatoria y antiálgica, cicatrizante y fluidificante sanguínea.

A nivel terapéutico se utiliza en insomnio, nerviosismo, angustia, dermatitis infecciosas, prurito, quemaduras, picaduras de insectos, estrés…

A nivel estético se usa en afecciones cutáneas inflamatorias y/o alérgicas como psoriasis, prurito, eczema, picaduras de insectos…Como cicatrizante y regenerador cutáneo y calmante de la piel. En cosmética corporal, se incluye en prácticamente todos los productos anticelulíticos por su efecto antiinflamatorio.

A nivel energético abre el séptimo chakra y se utiliza para limpiar a nivel físico y energético. Realmente se puede utilizar para equilibrar cualquiera de los chakras.

Este aceite esencial elimina el exceso de calor del cuerpo y con ello, la inflamación y la tensión excesivas.

No presenta contraindicaciones en dosis adecuadas aunque no se recomienda durante los 3 primeros meses de embarazo.

Hoy día la lavanda es unos de los aceites esenciales que más estudios científicos y clínicos presenta, de ahí que sea uno de los aceites más extendidos en el mundo.

Sus usos principales son:

- **Para alejar las polillas**: 4 gotas de lavanda en un algodón o en un trozo de madera para colocarlo en el armario.

- **Si padeces dolor de cabeza:** 2 gotas en una compresa fría en la zona donde duele.

- **Si te duelen los dientes o tienes la zona molesta por alguna intervención**: 1 gota donde duele.

- **Si quieres tener un sueño reparador**: 2 gotas en el cuello del pijama o bien olerlas antes de dormir en una tira.

- **Si padeces estrés, ansiedad, insomnio o simplemente tienes un día que no paras de darle vueltas a la cabeza**: 3 gotas de lavanda en un puñado de sales, aplícalo en un baño caliente antes de dormir.

- **Cuando hay ansiedad o agitación nerviosa**: 3 gotas en muñecas ó planta del pie ó boca del estómago.

- **En picaduras de insectos**: 1-2 gotas sobre la picadura y repite hasta que remita

- **En casos de eccema**, mezcla 1 cucharada de aceite vegetal (mejor hipérico) con 2 gotas de lavanda y aplica varias veces al día hasta que remita.

- **En caso de cuperosis o piel sensible**: 15 gotas de lavanda vera en 30 ml de aceite de semilla de albaricoque o jojoba. Aplica mañana y noche

- **Insomnio**: 10 gotas en un difusor en la habitación (30 minutos antes de dormir) y 2 gotas en las muñecas para ir oliendo.

- **Piel irritada**: 5 gotas en 10 ml de aceite vegetal de semilla de albaricoque. Aplica 4 gotas de la mezcla por la mañana y por la noche

- **Picor**: 20 gotas + 10 gotas de manzanilla azul en 10 ml de caléndula.

- **Acné**: 1 gota en la zona inflamada

- **Contracturas**: 30 gotas de aceite esencial de lavanda en 10 ml de aceite de sésamo y aplica sobre la zona tratar

- **Cuando tienes "un nudo en el estómago" producido por los nervios**: aplícate 3 gotas de aceite esencial de lavanda con 2 gotas de aceite vegetal de jojoba y masajea el plexo solar. Visualízate saliendo airoso de la situación que te causa estrés.

- **Quemaduras o cicatrización difícil:** aplica 2 gotas de mirra + 2 gotas de incienso + 2 gotas de lavanda vera en 5 gotas de aceite vegetal de rosa moqueta y aplica en la zona 2 veces al día.

- **En personas mayores que sufren de estrés crónico, con muchos miedos y confusión:** mezcla 2 gotas de lavanda + 2 gotas de palmarosa en aceite vegetal de sésamo y aplícalo en el pecho dos veces al día. También incluye esta mezcla en un difusor y tenlo en la habitación difundiendo a lo largo del día.

- **Como anti-pirético**: puede aplicarse sola en la planta de los pies o puedes añadirle melisa o lemongrass. Para esta acción se aplica vía olfativa y en la cara interna de las muñecas junto con aceite vegetal.

- Combinado con romero y raíz de angélica, **activa la energía, prana o Qi** que puede presentarse con períodos de cansancio extremo y confusión mental.

Me encanta trabajar los desequilibrios energéticos con aceite esencial de LAVANDA porque es un aceite que no deja indiferente.

Como te conté en "Tu Pasaporte Aromático" la primera vez que lo olí, se me revolvió completamente el estómago y me dieron ganas de vomitar. A raíz de ese primer momento he trabajado muchísimo en mi y en los demás con este aceite esencial y siempre ha removido emociones que es el objetivo número uno con estos trabajos.

RITUAL DE LA FLEXIBILIDAD CON LAVANDA

"Existe en ti la sospecha que donde termina tu sabiduría, empieza la gracia"

Una de las características del fuego es que en exceso, provoca rigidez tanto a nivel físico como a nivel mental. La rigidez hay que refrescarla siempre para que se flexibilice. La LAVANDA actúa directamente deshaciendo rigideces emocionales que afectan en lo físico.

Dicen de la Lavanda que desestresa y reconforta, consuela, ayuda a liberarte de las rigideces y simplifica las relaciones entre la gente. Es por ello que no es casualidad que en Olfatoterapia se relacione con la madre, pues es la figura portadora de estas características.

La madre simboliza lo femenino, tu capacidad de recibir, de gestar, de unir, de empatizar…Muchas veces nuestra propia figura materna ha afectado a nuestra energía femenina. Sea o no así, puedes trabajar sobre esta energía femenina para equilibrarla.

Este ritual lo realizarás antes de dormir, porque es de noche cuando se acumula más calor en el organismo en Verano.

Aplícate el hidrolato de Lavanda y pulverízate desde la cabeza a los pies y aplícate a continuación aceite de coco por todo el cuerpo. Si tienes mucho calor puedes aplicártelo en el cuero cabelludo también y por la mañana te lavas la cabeza para aclarar el aceite.

Coge el aceite esencial de Lavanda y aplícate 2 gotas en la zona del plexo solar junto con 2 gotas de aceite vegetal y frota bien toda la zona del estómago.

Acerca las manos a la nariz inhala profundamente el aceite esencial de Lavanda.

Lleva tu atención a la respiración, observa cómo entra y cómo sale el aire.

Haz cinco ciclos de respiraciones, cogiendo el aire por la nariz, llenando bien el abdomen y suelta por la boca, vaciando todo el aire. Inhalando y exhalando profundamente.

Vas ahora a realizar la respiración alterna para equilibrar masculino y femenino.

- Sentado/a con la espalda recta, comienza con tu mano derecha si eres diestro colocando tu pulgar al lado de la nariz en la fosa nasal derecha y el dedo medio o el anular en la izquierda.

Para acostumbrarte a la sensación, cierra primero una fosa nasal y luego la otra. Prueba hasta encontrar una posición cómoda.

- Espira e inspira por un lado y después cierra esa fosa nasal y espira e inspira por el otro lado, vuelves a cerrar entonces ese lado y espiras e inspiras por el otro y así sucesivamente durante dos minutos aproximadamente.

- Empieza siempre por la espiración. Hazlo de forma lenta y profunda, respirando en el abdomen relajado, concentrándote en la sensación del aire al salir y entrar por la nariz.

- Después de dos minutos cambia y realiza lo mismo durante dos minutos más con la otra mano cerrando alternativamente cada fosa nasal.

- Tras los dos minutos con la otra mano vuelve a emplear de nuevo la otra para terminar con un minuto más de práctica con ella.

Cuando termines deja relajadamente ambas manos sobre tus rodillas durante un minuto antes de volver a tus actividades.

Chequea ahora tu cuerpo nuevamente. Haz tres respiraciones profundas, testando tu cuerpo de arriba a abajo.

Mueve tus manos y tus pies y poco a poco vete abriendo los ojos.

Si lo prefieres escanea este código escuchar la meditación guiada:

Las ventajas de este ejercicio son tremendas ya que aumenta el volumen y la circulación de la sangre de los órganos internos por lo que todas sus funciones se vuelven más eficientes: digestión asimilación y eliminación de toxinas.

También hay una estimulación de las glándulas suprarrenales por parte del diafragma, lo que hace que se regule tu función hormonal.

La columna también se ve favorecida por este tipo de respiración ya que las vértebras se estiran y en los ganglios de la columna se provoca una tracción a nivel interno.

Estas serían las ventajas a nivel puramente físico pero es que a nivel energético provoca que mejore y se distribuya de una manera correcta el calor a nivel interno.

Si tienes una naturaleza PITTA, te recomiendo este ejercicio para que lo realices todos los días independientemente del mes en el que te encuentres. Te sentirás más tranquilo/a y las emociones como el enfado y las posturas ante la vida como la rigidez, irán progresivamente desapareciendo.

POSIBLES ALTERNATIVAS AROMÁTICAS PARA EL MES DE JULIO:

- CUALQUIER HIDROLATO

- Manzanilla azul (matricaria recutita)

- Fragonia (agonis fragans)

- Eucalipto (cualquier tipo)

- Menta X Piperita

- Mirto (myrtus communis)

- Coriandro (Coriandrum sativum)

El hidrolato para complementar el trabajo olfativo es el de LAVANDA que procede la fase acuosa de la destilación al vapor de la lavandula angustifolia.

SUS PROPIEDADES E INDICACIONES PRINCIPALES SON

- **Relaja el dosha Pitta.** Cuando notes que el fuego sube, pulveriza tu rostro y cuero cabelludo con este hidrolato.

- **Relaja todo lo que quema:** quemaduras de sol, dermatitis que pican…

- **Relaja la agitación, transforma la rigidez, elimina los bloqueos mentales…**

- **Relaja en época de estrés y refuerza la confianza en uno mismo**

- **Astringente, purificante, cicatrizante, refrescante y regenerador a nivel cutáneo**: acné, eccema, eritema del bebe, quemaduras….

- **Hipotensor y regulador del ritmo cardíaco**: hipertensión, palpitaciones, arritmia…

- **Digestivo y anti-acidez:** espasmos gástricos, mal aliento, úlcera de estomago…

- **Espasmolítico y analgésico**: dolores menstruales, dolores articulares y musculares

- **Anti-estrés:** nerviosismo, agitación…

- **Sedante**: insomnio, dificultad para dormirse, jet-lag…

CONSEJOS DE USO

- **Añade 1-2 cucharadas soperas de hidrolato en el agua de baño del bebe si duerme mal** y vaporiza la habitación

- Haz una compresa caliente y colócala sobre el vientre en caso de **espasmos abdominales**

- **Vaporiza las nalgas del bebé en caso de eritema**

- **Vaporiza el rostro después del afeitado en caso de piel sensible**

- Vaporiza todo tu cuerpo **después de un baño de sol**

- Vaporiza la cabeza de los niños antes de salir del colegio en **período de piojos y mézclalo también con el champú**

- Vaporiza en **picaduras como efecto anti-inflamatorio**

- Vaporiza a los animales para **ahuyentar las pulgas**

El VERANO sigue su curso y avanzas hacia AGOSTO flexible como el bambú, has dejado atrás las rigideces propias del FUEGO EN EXCESO y te presentas flexible y dispuesto/a seguir TRANSFORMANDO y EXPLORANDO tu ser con toda la ENERGÍA PITTA a tu favor.

AGOSTO te espera para impulsarte todavía más en tu proceso de TRANSFORMACIÓN!

AGOSTO: ABSOLUTO DE JAZMÍN

"El perfume es el eco de las flores"
                    Ramón Gómez de la Serna

Seguimos en Verano y si no has cuidado tu energía en los meses anteriores pueden pasar varias cosas.

Si tu naturaleza es PITTA y no te has cuidado, probablemente estés presentando síntomas por causa de calor: insomnio, inflamaciones en la piel y en las articulaciones, contracturas musculares, acidez de estómago, dolor de cabeza…

Si tu predominio es VATA y no has cuidado tu energía en los meses anteriores, estarás notando las digestiones muy pesadas, estreñimiento y gases principalmente.

Si tu predominio es KAPHA y no has depurado esta energía correctamente a final de primavera, se habrá acumulado la humedad y tendrás retención de líquidos, acumularás más toxinas en general porque en el sistema linfático habrá más de esta mucosidad.

Sigue con las recomendaciones que indiqué en Julio para equilibrar tu energía en Verano. Recuerda que todo se TRANSFORMA con CALOR pero que demasiado quema.

Cuando el elemento fuego está en equilibrio, el corazón y la digestión de alimentos físicos y emocionales están en calma y el sueño será placentero.

En este mes es cuando da todo su aroma esta flor con un olor embriagador.

¿POR QUÉ HE ELEGIDO EL ABSOLUTO DE JAZMÍN?

En primer lugar vamos a repasar ¿Qué es un absoluto?

Es un líquido que se extrae con gas hexano las partículas aromáticas del concreto. El concreto se obtiene por maceración de la parte de la planta de la que quieres obtener el principio activo o el aroma en una grasa vegetal. No se pueden utilizar en ingesta por su elaboración. Hay algunas flores como el jazmín, la violeta o algún tipo de rosa que sólo permiten este proceso de extracción.

La especie de Jazmín con la que he experimentado es JASMINUM OFFICINALE SAMBAC y pertenece a la familia de las Oleáceas. El Jazmín es un nombre genérico que procede del persa "Yasmeen" que significa fragancia. Representa unas 230 especies y sólo algunas se cultivan para la producción de absolutos. Estos absolutos se utilizan para perfumería y para olfatoterapia. El Jazmín se denomina en la India como la "reina de la noche" porque su perfume se exhala cuando el sol se va. Esta especialidad procede de Arabia y de la India.

Esta flor se considera símbolo de la belleza y de la tentación femenina. Las leyendas orientales la asocian a la energía lunar y a la cualidad Yin.

Para obtener 1 litro de absoluto se necesitan 1000 kilos de flores. Esta flor es muy delicada y no soporta la destilación al vapor por lo que se extraen de ella las sustancias volátiles mediante solventes, obteniendo primero el concreto y a continuación el absoluto. La combinación de sus principios activos: ésteres y monoterpenoles le proporcionan propiedades tónicas, afrodisiacas y reguladoras hormonales.

A nivel estético se aplica para perfumes y a nivel cutáneo para piel seca, envejecida y con manchas.

A nivel energético activa el segundo chakra y crea un enlace con los chakras superiores y ayuda en momentos de cambio.

Los absolutos y los aceites esenciales de flores proporcionan euforia y refuerzan la energía vital. Este absoluto se indica para shocks, traumas y emociones intensas.

Utilizado como perfume aporta equilibrio, como las notas florales, da coherencia a la sinergia.

No presenta contraindicaciones sólo la precaución de no utilizarlo en niños de menos de 6 años ni en mujeres embarazadas.

SUS USOS PRINCIPALES Y SINERGIAS EN LAS QUE PUEDES AÑADIR EL ABSOLUTO DE JAZMÍN SON:

- **Para reavivar la sensualidad**: añade 3 gotas de absoluto de Jazmín a una cucharada de sales y añádelo a la bañera con agua caliente. Aplícate 1 gota en las muñecas e inspira profundamente.

- **Si tienes la piel seca**: añade 1 gota de absoluto de Jazmín a tu crema, sérum o aceite de día y de noche. Notarás la piel mucho más hidratada y rejuvenecida.

- **Si padeces depresión post-parto:** aplícate todos los días 1 gota de jazmín en las muñecas e inspira profundamente.

- **Duelo:** difunde 2-3 gotas de absoluto de Jazmín 1 vez al día y aplícate 1 gota en las muñecas, 3 veces al día. Inspira profundamente y respira.

- **Perfume:** si te gusta este aroma, mezcla 3 gotas de absoluto de Jazmín en 10 ml de aceite de jojoba y utilizable como perfume.

- **Cuando existe demasiada distracción sensorial, insomnio, falta de concentración**…: mezcla dos gotas de ylang ylang, jazmín sambac y mejorana y aplícatelo en pecho y cara interna de las muñecas varias veces al día para mejorar la atención y enfocarte más en tus objetivos principales.

RITUAL DE LA CREATIVIDAD CON EL ABSOLUTO DE JAZMÍN

"Todo niño es un artista, el problema reside en cuando el artista crece"

Pablo Picasso

Conecta con tú yo interior que quiere crear algo. Si estuvieses seguro/a de que el resultado fuese positivo ¿en qué emplearías el tiempo?, ¿qué te gustaría crear con que actividad estarías horas?¿qué te hace perder la noción del tiempo?…

¿Qué es la creatividad? Es un aspecto esencial del ser humano. No sólo es utilizado por artistas, escritores, cineastas y músicos. Todos somos creativos y tenemos la capacidad de convertir ideas imaginativas u originales en realidad a través de alguna forma de expresión. Algunas personas simplemente no lo han explorado o, si lo han hecho, sin duda saben lo que se siente estar bloqueado creativamente de vez en cuando.

Colócate en un lugar cómodo y coge el absoluto de Jazmín, aplícate 1 gota con un par de gotas de aceite vegetal en la cara interna de las muñecas y debajo del ombligo. Respira y lleva la atención a este área del cuerpo.

Inhala el absoluto de Jazmín y lleva tu atención a la zona debajo del ombligo y piensa que actividad creativa te gustaría realizar que no estás haciendo. Puede ser pintar, cocinar, escribir, decorar, coser, desarrollar una aplicación en el móvil…todo lo que sea crear algo.

Después de pensar en esta cuestión, inspira y lleva tu atención al segundo chakra y visualiza el color naranja.

Respira el aroma dulce del jazmín y siente como la energía de la creatividad fluye a través de tu segundo chakra.

Mantente visualizando el color naranja y con la atención centrada en el segundo chakra durante cinco minutos. Al finalizar abre los ojos lentamente y coge tu libreta.

Pregúntate y anota:

- ¿Qué tipo de cosas te gusta hacer?

- ¿Qué tareas te resultan fácil hacer?

- ¿Qué actividad puedes realizar durante horas y sigues con entusiasmo?

Después de reflexionar sobre sus respuestas ayuda a desarrollar más tus talentos. Tu mente te mantendrá sea como sea en tu zona de confort, no mostrándote fácilmente tus pasiones creativas. Si es tu caso, realiza durante el día actividades que te saquen de tu zona de confort: vete a tomar un café a un sitio desconocido, coge otro camino en el coche, vete al cine sólo/a…Rompe patrones de tu mente.

Si desde el primer día tienes claro lo que quieres desarrollar, haz el mismo proceso de la meditación visualizando el color naranja en el segundo chakra y al finalizar, desarrolla tu actividad creativa. Estarás más inspirado/a, más entusiasmado/a, serás una mejor versión de ti mismo/a…

Si lo prefieres escanea este código para escuchar la meditación guiada:

POSIBLES ALTERNATIVAS AROMÁTICAS PARA EL MES DE AGOSTO:

- Ylang-ylang (cananga odorata)

- Neroli (citrus aurantium)

- Bergamota (citrus bergamia)

- Petit grain naranjo (citrus aurantium)

- Jara (cistus ladaniferus)

El hidrolato que he escogido para este mes es el de Manzanilla Romana para refrescarte. Corresponde a la fase acuosa de la destilación al vapor de las flores de chamaemelum nobilis.

Sus componentes mayoritarios son los ésteres.

INDICACIONES Y PROPIEDADES

Indispensable para el **cuidado del bebé.**

- Vaporiza el pezón o la tetina del biberón para prevenir los **cólicos y para la relajación**

- Vaporiza en la boca de tu bebé cuando le **están saliendo los dientes**.

- En el agua de baño para **inducir a la relajación**

- Pulveriza la habitación antes de dormir

- Se considera el **remedio "anti-PITTA"** por excelencia. Disminuye la agitación, los dolores, la dificultad para digerir…Se aplica en el plexo solar para digestiones físicas o emocionales difíciles.

- **Libera el espíritu perfeccionista**

- **Analgésico y antiinflamatorio**: colitis, dolores gástricos, dolores menstruales, migrañas…

- **Espasmolítico**: indicado en espasmos intestinales, dolores gastricos, cólicos del lactantes…

- **Calmante y antiinflamatorio:** inflamaciones de los ojos, conjuntivitis, orzuelos…

- Pieles rojas, sensibles, irritadas…

CONSEJOS DE UTILIZACIÓN

- **Para el bebé que le están saliendo los dientes**: vaporiza varias veces por día el hidrolato en la boca y masajea muy suavemente.

- **En caso de cólico de lactante,** añade 2 veces al día una cucharada de café de hidrolato en el biberón o vaporiza directamente sobre los pechos de la madre

- **Utilizado para favorecer la relajación y el sueño**: pulveriza el rostro y el cuerpo varias veces al día.

El CALOR empieza a ceder y los días van disminuyendo progresivamente!AGOSTO se acaba y empieza a sentirse el CALOR acumulado del VERANO.

¿Preparado/a para el cambio de estación que se presenta el mes que viene?

SEPTIEMBRE: ESENCIA DE NARANJA

"Si cada uno barriera el patio de su casa, tendríamos un mundo más limpio"

Madre Teresa de Calcuta

Este mes presenta cambios muy importantes a nivel energético. Pasamos de la estación fuego PITTA, a la estación ventosa y donde el frío va a ir aumentando paulatinamente desembocando en el invierno. El otoño es seco, ligero y ventoso y VATA es el Dosha predominante y que está en aumento progresivamente.

Depende el sitio donde vivas, al final del verano si se ha acumulado mucho calor húmedo, puede haber lluvias importantes para descargar. Si es tu caso, es un momento excepcional, junto con la primavera, para depurar el organismo. Consulta las depuraciones según tu Dosha en "Vitalidad sin límites" y mantente depurando un mes entero.

Si en el lugar donde vives entra el otoño con su viento y su frío que aumenta progresivamente, el Dosha VATA es el que tienes que cuidar.

LAS RECOMENDACIONES GENERALES PARA LOS 3 DOSHAS A TENER EN CUENTA EN ESTE MES SON:

- **Toma alimentos de fácil digestión**. No comas muy pesado ni alimentos difíciles de digerir.

- **Date baños con agua templada y añade la esencia de naranja que es con la que vas a hacer el ritual este mes.**

- **Evita el alcohol lo máximo posible**. Evita todos los tóxicos que puedas.

- **Evita la exposición DIRECTA al viento**

- **Levántate temprano,** cuando el aire aun está tranquilo y experimenta la oscuridad y la paz de esa hora del día. Siéntate tranquilamente a hacer el ritual con LA ESENCIA DE NARANJA y disfruta de la quietud y el frescor de la mañana.

- **Los ejercicios de respiración** son fundamentales en el Otoño porque así controlarás el aire interno, sino te dominará el viento del exterior. La respiración alterna mejorará tu energía vital.

- **Por la mañana antes de ducharte, aplícate aceite de sésamo** (si puede ser templado mejor) por todo el cuerpo. Date después una ducha bien caliente sin frotarte mucho la piel. Este gesto equilibra el Dosha VATA porque calienta el cuerpo.

- **Al salir de la ducha aplícate hidrolato de AZA-HAR** que te hidratará y te aportará energía fresca. Hazlo por la mañana y por la noche.

- **Desayuna algo caliente**. Los cereales tipo avena con leche vegetal caliente son una excelente opción para esta época del año.

- **Bebe a sorbos agua caliente a lo largo del día**.

- **Procura no tomar mucho café a lo largo del día,** intenta sustituirlo por infusiones de jengibre, canela…

- **En esta época del año no se recomienda el ayuno** porque crea más vacío del que ya hay naturalmente, aumentando así más el DOSHA VATA.

- **Abrígate bien**. Cubre bien la parte trasera del cuello que por esa zona es por donde penetra en el interior el viento frío y tenderás más a enfermar.

- **Si tu Dosha predominante es VATA no hagas ejercicio físico muy activo,** practica YOGA, pilates…y si haces ejercicio aeróbico como correr, nadar, andar en bici…que sea de forma más lenta que normalmente y sin requerir muchísimo esfuerzo. No acabes la actividad agotado/a.

- **Acuéstate sobre las 10 de la noche para dormir las horas correctas.** Si al principio no te apetece, hazlo sin ganas pero hazlo.

- **Tómate un vaso de leche caliente de avena u otro cereal antes de dormir.** Añade una pizca de nuez moscada.

- **Haz el ritual** de la NOCHE con la ESENCIA DE NARANJA.

He seleccionado la esencia de NARANJA para este ritual porque es una esencia que ayuda a digerir cambios que estas sufriendo en tu vida, bien sean tanto físicos como emocionales.

El Otoño es una época que a nivel energético es complicada pero si además estás en una época de cambios, pues sufrir más síntomas de lo habitual. La NARANJA te ayudará a transitar los cambios de tu vida y de esta estación.

¿POR QUÉ LA ESENCIA DE NARANJA?

"Sube a las montañas y escucha sus buenas noticias. La paz de la naturaleza fluirá hacia ti como la luz del sol fluye hacia los árboles. Los vientos soplarán su propia frescura en ti. .mientras que las preocupaciones caerán como las hojas de otoño"

John Muir

La naranja es una esencia rica en limoneno que rebaja el nivel de estrés y su aroma antiséptico y purificante te permitirá limpiar tu mente de pensamientos negativos y verás lo positivo de la situación de cambio, ruptura, separación…

El aroma a naranja es fresco y aporta alegría. Despierta tu niño interior y te permitirá ver la situación desde una óptica más sana.

Te voy a mostrar la ficha técnica completa de esta esencia tan especial y muchos más usos que le puedes dar.

Su nombre botánico es CITRUS SINENSIS y es la naranja dulce. Procede del sudeste asiático y expandido por todo el sur y el oeste mediterráneo en el siglo IX y X durante la época de las conquistas árabes. Se considera **esencia** porque se obtiene de la expresión de la cáscara del fruto. Se necesitan entre 800 gramos y 2 kilogramos de frutos para obtener 10 ml de esencia.

Sus principios activos destacando el limoneno, le confieren una acción terapéutica calmante y sedante, así como activador de la circulación y antiinflamatorio.

A nivel estético se utiliza como antiséptico cutáneo y como activador de la circulación en caso de retención de líquidos y celulitis.

A nivel energético estimula la creatividad, desarrolla la comunicación, da euforia y te ayuda a ver las situaciones como retos que afrontar.

Como CONTRAINDICACIÓN principal presenta la fotosensibilidad. No te la apliques directamente en la piel y te expongas al sol.

Se utiliza mucho para **añadir a zumos o smoothies**. Añade 1 gota a un vaso y refrescará el contenido.

Ayuda a "tapar" el olor o sabor de aceites esenciales menos aceptados o con olores más desagradables.

UTILIZA LA ESENCIA DE NARANJA EN LAS SIGUIENTES SINERGIAS:

- **Problemas digestivos: 2 gotas de esencia de naranja en un comprimido neutro después de las comidas**

- **Problemas nerviosos, insomnio...:** 2-3 gotas diluídas en 5 gotas de aceite vegetal y aplícatelo en plexo solar y planta del pie en fricciones.

- **Como antiséptico aéreo**: difúndelo en el ambiente.

- **Si estás en una etapa de algún cambio que no "digieres"**: difunde en el ambiente la esencia de naranja y aplícate 1 gota en cada planta del pie y medita sobre esa situación de cambio, además de realizar el ritual.

- **Si necesitas desarrollar tu creatividad**: difunde regularmente en el ambiente esta esencia mientras estás creando.

RITUAL DE LA DIGESTIÓN. NARANJA

¿En qué consiste el ritual?

"Si tiene solución para que te preocupas, si no tiene solución para qué te preocupas?"

El ritual de la NARANJA va a aportarte muchos datos sobre cómo organizas tus días y con ellos tu vida.

Este mes es en el que acaba una etapa vacacional y empieza otra en la que tienes que volver a organizarte.

Si tienes hijos podéis hacer este ritual en familia. Independientemente de la edad que tengan, les ayudará a digerir los cambios del período estival y a afrontar el cambio que viene con el nuevo curso.

Pues allá vamos: A ORGANIZARNOS.

Para establecer las tareas correctas y que aproveches el tiempo lo máximo posible, debes establecer qué es lo realmente importante y que no lo es. Para facilitarte esta clasificación, te voy a mostrar lo que ***Dwight David Eisenhower, trigésimo cuarto presidente de los EEUU denominó "la matriz Eisenhower"*** Al establecer tus actividades según este diagrama, detectarás perfectamente cuales son tus ladrones de tiempo. Esta clasificación funciona en las relaciones, en el trabajo, en las actividades de tus hijos, en las tareas de la casa…y te permitirá clasificar las tareas por orden de prioridad de la siguiente manera:

- **Importante y Urgente.** Las actividades que tienes que hacer con rapidez y que son necesarias. Son los trabajos que tienen una fecha de vencimiento. Crisis repentinas.

- **Importante y no urgente.** Tareas que debes hacer pero no es necesario que sean con rapidez. Aquí entran las relaciones personales, la planificación del futuro, la lectura, el crecimiento personal, el deporte...

- **No importante pero sí urgente:** actividades que puedes delegar porque la urgencia sin importancia suelen ser tareas poco productivas. Mandar mails, hacer facturas, llamadas telefónicas, interrupciones en general...

- **No importante y no urgente**. Tareas que has por hacer. Pregúntate si estas actividades ocupan tu día. Ocio sin importancia: ver la tele, videojuegos, distracciones, darle vueltas a la cabeza...

Siéntate tranquilamente con una hoja y un boli y escribe todas las tareas que tienes que realizar en el día siguiente. Primero escribe todas seguidas.

Te recomiendo que hagas varios esquemas: personal, otro profesional y otro de crecimiento personal. Así tendrás 3 planificadores de tareas y podrás visualizarlas mejor.

Analiza en qué cuadrante tienes más actividades.

Se trata de OCUPAR LO MÁXIMO POSIBLE, en lo IM-

PORTANTE y NO URGENTE.

Identifica primero cuáles **son tus ladrones de tiempo**. Cuáles son aquellas actividades que no son ni urgentes ni importantes y que ocupan gran parte de tu día.

Al principio todo será importante y no urgente. Tienes que trascender un poco más y centrarte realmente en lo que sí lo es. Los ladrones de tiempo suelen ser muy sutiles y son las actividades que te restan enfoque en el momento presente. Disipan tu energía y no te permiten desarrollar una tarea a la vez.

Vete objetivo a objetivo y tarea a tarea, poco a poco observarás cómo tu atención está más entrenada y conseguirás desarrollar las tareas que antes te parecían latosas y muy urgentes, de una manera más sosegada y efectiva.

Cuando comienzas a realizar este ejercicio, te costará rellenar los cuadrantes, pero te garantizo que todo consiste en un entrenamiento. A medida que pasen los días, tendrás más claro dónde encuadrar cada tarea.

Incluso cuando ya vayas organizando mentalmente las cosas que tengas que llevar a cabo al día siguiente, ya vas a tener en cuenta este diagrama.

Te ayudará 100% a priorizar tareas y a aprovechar al máximo tu tiempo para optimizarlo.

Tendrás tiempo para realizar actividades que antes por falta de organización no alcazabas a llevar a cabo.

La organización es la clave para sacar adelante todo los propósitos que te marques también ayudarás a tus hijos a organizarse mejor desde pequeños. Si estas rutinas te las hubiesen enseñado desde la infancia, ahora no te costaría tanto organizarte.

Compruébalo por ti mismo/a.

Ahora clasifica las tareas de tu día según el gráfico de la página siguiente.

TAREAS

URGENTE E IMPORTANTE	IMPORTANTE NO URGENTE
NO IMPORTANTE Y URGENTE	NO URGENTE NO IMPORTANTE

Una vez hayas hecho las listas y hayas rellenado el cuadrante, deja la libreta y siéntate en una postura cómoda.

Coge la esencia de naranja y añade 2 gotas a una cucharadita de aceite vegetal de sésamo. Aplícate 1 gota de esta mezcla en la cara interna de las muñecas y el resto de esta mezcla en el vientre y masajéate haciendo círculos en favor de las agujas del reloj en todo tu abdomen, haciendo especial hincapié en la zona del ombligo hacia el estómago.

Inspira profundamente la esencia de naranja y visualiza tu energía vital moviéndose como una onda en la zona de tu abdomen. Sigue inhalando tranquilamente la esencia de naranja mientras visualizas la energía fluir en el área del abdomen.

Piensa en una situación determinada que necesitas "digerir" Visualiza la situación o la persona lo más nítidamente posible, incluye alguna sensación física, siente como la tocas ¿qué ruidos oyes?...cuanto más real sea la escena, más te liberarás de ella.

Piensa sinceramente: ¿Por qué no digiero esta situación con esta persona o conmigo mismo/a? ¿Qué emoción me despierta esta situación?¿Siento esto en más ocasiones, aunque sea con diferentes personas?

Llega hasta el final de qué es lo que no digieres!!!

Sigue inhalando la esencia de Naranja, coge aire y suelta tranquilamente. Si necesitas soltar la emoción, hazlo ahora, aprovecha este momento para liberar la emoción.

La esencia de naranja te ayudará a eliminar los cúmulos energéticos que has provocado al visualizar y a volver a sentir esta emoción por eso es importante que revivas la situación, para que se manifieste y así la esencia pueda actuar disolviendo estos nudos energéticos.

POR LA MAÑANA

- **Levántate temprano y haz el ritual de la NARANJA**

- **Haz los ejercicios de respiración**

- **Aplícate aceite de sésamo antes de la ducha en todo el cuerpo**

Por lo noche antes de dormir realiza el RITUAL de la ESENCIA DE NARANJA

- **Anota todas las sensaciones del día**

Si lo prefieres escanea este código para escuchar la meditación guiada:

POSIBLES ALTERNATIVAS AROMÁTICAS PARA EL MES DE SEPTIEMBRE:

- Arbol de té (melaleuca alternifolia)

- Limon (citrus limon)

- Lavanda (lavandula officinalis)

- Verbena exótica (lista cubeba)

- Coriandro (coriandrum sativum)

El hidrolato que he seleccionado para el mes de SEPTIEMBRE es el de SALVIA ESCLEREA, que es la parte acuosa de la destilación al vapor de la planta entera de Salvia sclarea procedente de Siria y es rico en ésteres.

INDICACIONES Y PROPIEDADES

- Muy utilizado en caso de **depresiones y paranoia.**

- Disuelve los **miedos profundos. Tanto en este caso como en el anterior se utiliza bajo prescripción médica.**

- Se asocia al **chakra de la garganta y crea un espacio para la creatividad, volviéndote entusiasta y eufórico.**

- Atrae nuevas **inspiraciones**

- **Estrogen-like, antispasmódico, anti-inflamatorio:** síndrome premenstrual, dismenorrea, dolores durante la regla, calores, moral baja y desequilibrio hormonal.

- **Euforizante, ansiolítico, antidepresivo y equilibrante nervioso**: fobias, miedos, depresiones...

- **Antiestrés:** ayuda a relativizar en períodos de cambio.

CONSEJOS DE UTILIZACIÓN

- Vaporiza en la atmósfera y sobre el cuerpo para **estimular la creatividad y disipar el pesimismo**

- Aplica **compresas templadas en el abdomen en caso de dolores abdominales y menstruales**

- Añade a la máscara facial de arcilla en caso de **acné o pieles grasas**

- Vaporiza en el ambiente y en la boca en caso de estrés o en caso de que haya que **asimilar cambios en la vida**

Te adentras en OTOÑO, el viento empieza a soplar para refrescar todo el CALOR ACUMULADO. Limpia todo tu organismo DEJA IR todo lo que no te sirve que llega OCTUBRE!

OCTUBRE: ESENCIA DE MANDARINA

"Con libertad, libros, flores y la luna ¿quién no podría ser feliz?"

Oscar Wilde

En el mes de Octubre ha llegado ya el Otoño, la energía PITTA disminuye cada vez más mientras que VATA aumenta progresivamente a lo largo de este mes de Octubre.

Si tu Dosha predominante es VATA, sigue las recomendaciones adecuadas para equilibrar la energía durante este mes sino tenderás a sufrir problemas asociados a su exceso:

- Ansiedad

- Nerviosismo en general

- Días con mucha energía y días con muy poca

- Frío en general

- Muchos gases

- Digestiones lentas

- Piel muy seca…

- Dolor de cabeza

Estos síntomas denotan un aumento de VATA característico de esta estación pero si además en tu naturaleza, este Dosha es predominante puedes notarlos con más intensidad. Sigue las recomendaciones específicas para equilibrar VATA si tu Dosha predominante es este y así favorecerás que tu energía en plenitud se desarrolle en equilibrio:

- Estás pleno/a de energía

- Rebosas creatividad a raudales

- Muestras iniciativa para emprender proyectos personales y profesionales

- Emanas vibración positiva allá por donde pasas, transmites positividad, alegría de vivir…

- Estás entusiasmado/a por todos los hechos cotidianos sean o no trascendentales.

- A nivel físico te encuentras sano/a y saludable.

Este es el estado de una persona VATA en equilibrio. Este es el estado que debes desear si tu DOSHA predominante es VATA.

¿QUÉ HAGO EN OCTUBRE SI MI DOSHA PREDOMINANTE NO ES VATA?

Si tu DOSHA predominante es PITTA o KAPHA, debes seguir las recomendaciones para mantener VATA en equilibrio igual pero teniendo en cuenta tu Dosha y es que recuerda que VATA arrastra a los otros dos DOSHAS, por lo que si VATA aumenta, también lo harán cualquiera de los otros dos. En esta época del año e independientemente de tu Dosha, para mantener el equilibrio debes equilibrar el DOSHA VATA con las recomendaciones para ello.

Caso aparte es si estás sufriendo algún trastorno que en ese caso debes consultar a tu terapeuta ayurvédico para que te indique, según tu naturaleza y la de tu trastorno, cuales serían los pasos a seguir.

Pero si no estás enfermo/a y tu DOSHA predominante es PITTA ó KAPHA, ahora debes seguir las recomendaciones para equilibrar VATA pues si éste aumenta, tu dosha estará también en desequilibrio.

RECOMENDACIONES PARA EQUILIBRAR TU ENERGÍA EN OCTUBRE

- **Bebe agua y líquidos.** Debes beber líquidos para mantener tu Vata en equilibrio y mejor aún si son templados. Toma frutas con abundante agua

- **Evita las agresiones externas sin tener la piel protegida**. El frío, el viento y la sequedad exterior, si no estás en equilibrio, penetrarán en tu organismo produciendo todavía más de estos elementos. ·

- **Mantente abrigado/a.** El frío daña mucho a Vata porque lo aumenta rápidamente.

- **Vete a la sauna húmeda siempre que puedas**. La mejor manera de disminuir el exceso de energía Vata es con calor-húmedo. Lo más recomendable para ti es el baño vapor o la técnica Swedana que describo con las recomendaciones de depuraciones al final de libro "Vitalidad sin límites"

- **Conserva la tranquilidad.** Lleva a cabo una actividad física tranquila: caminar, bicicleta, nada…

- **Evita los alimentos crudos**. Mejor cocinados al vapor. Consulta los alimentos recomendados para equilibrar Vata en "Vitalidad sin límites"

- **Evita los alimentos fríos.** Siempre cocinados.

- **Evita las temperaturas frías**. Acuérdate que en Vata predomina el frío-seco, por ello tienes que neutralizarlo con calor y si es húmedo mejor.

- **Consume alimentos calientes y especias calientes**. Realmente todas las especias son buenas para Vata: comino, canela, clavo, curry, cúrcuma, eneldo, jengibre…Todo lo que aporte calor. Cuidado si tu predominio es PITTA, no debes abusar de este tipo de especias.

- **Sigue una rutina regular**. La irregularidad se neutraliza con rutinas y horarios regulares.

- **Crea un ambiente lo más calmado**, oscuro y tranquilo posible.

- **Busca entretenimientos tranquilos y creativos. Olvídate de las noticias y de ver acontecimientos negativos**

- **Evita el exceso de estimulación sensorial** (televisión, ordenador, smartphone…)

- **Duerme y reposa abundantemente.** Al predominio Vata le atrae la falta de horarios, viajar, no descansar…Pero todo esto tiende a desequilibrarlo más todavía.

- **Presta atención al cuerpo y a la mente** y satisfacer tus necesidades

- **Efectúate masajes con aceite hidratante con maniobras calentadoras, lentas y ligeras**. Mejor que el aceite sea de sésamo y esté templado. Una buena rutina es aplicarte el aceite antes de la ducha caliente y al salir no retirártelo. El aceite de sésamo da calor a nivel interno y de esta manera mejorarás la penetración mediante el calor.

- **El bajo vientre es la sede de Vata**, antes de irte a dormir aplícate masaje en el abdomen para equilibrar el exceso acumulado a lo largo del día. Mezcla 2 gotas de esencia de Mandarina con 5 gotas de aceite vegetal de sésamo y masajéate el abdomen en sentido de las agujas del reloj. Este gesto diario hará que mejore la hidratación de todo tu cuerpo, pues estás disminuyendo el viento interno que es el principal efecto deshidratante.

- **Pon el difusor de aceites esenciales con 10 gotas de esencia de mandarina antes de dormir para disfrutar de un sueño profundo y placentero.**

- **Date un baño de agua caliente** siempre que puedas, añadiendo 10 gotas de esencia de mandarina al gel de baño o a la sal y échalo en el agua de la bañera para disfrutar de un auténtico baño aromático relajante.

- **Cuando comiences una tarea o un proyecto**, pon una alarma que te indique el final de éste porque sino podrías estar horas sumergido/a en dicha tarea.

- **Si realizas un trabajo tedioso, intenta compensarlo con algo creativo después que va más con tu energía.** No dejes tu trabajo sólo para cambiar de tarea porque te volverá a pasar lo mismo con el siguiente.

Este mes te voy a hablar de la ESENCIA DE MANDARINA. Para mi los cítricos son mágicos para equilibrar el DOSHA VATA, la mandarina moviliza las emociones, así también se utiliza para equilibrar el segundo chakra.

Con VATA en aumento y la esencia de Mandarina ayudándote a movilizar, le sacarás todo el partido energético a este mes.

Aumentará tu creatividad, tu entusiasmo, tus ganas de vivir...por algo la naturaleza nos ofrece este fruto de manera natural!!!

LA ESENCIA DE MANDARINA TU FIEL COMPAÑERA DE OCTUBRE

"La vida canta en nuestros silencios y sueña en nuestro dormir. Aunque nosotros estemos derrotados y abatidos, la vida está entrenada y en la cúspide. Y, cuando lloramos, la vida sonríe al día, y es libre aunque nosotros arrastremos nuestras cadenas"

Khalil Gibran, el Profeta

Antes de trabajar con esta maravillosa esencia, que seguro que te la has comido en infinidad de ocasiones, te la voy a presentar...

Su nombre botánico es CITRUS RETICULATA y pertenece a la familia botánica de las rutáceas. Su procedencia es China, Japón y Vietnam pero se cultiva en toda la cuenca mediterránea. Se considera esencia porque se extrae de la primera presión en frío de la cáscara del fruto. Se necesitan entre 100-150 kilogramos de Mandarinas para obtener 1 kilo de aceite esencial.

Existen varios tipos de aceite esencial dependiendo del grado de maduración de la mandarina cuando se ha recogido: verde, amarillo y rojo. La diferencia fundamental está en el aroma y no tanto en sus propiedades. El aceite esencial de mandarina roja es el más dulce.

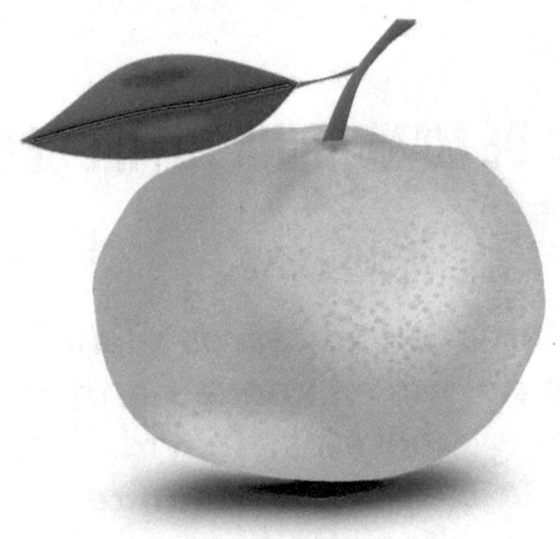

A nivel terapeútico es un antiespasmódico ligero y un gran antiséptico. A nivel mental actúa como relajante y moderador del sistema nervioso central.

Sus indicaciones terapéuticas son: insomnio, agitación, angustia, estrés, gastralgia y aerofagia.

A nivel energético moviliza el segundo chakra y equilibra el quinto con el sexto, o sea que favorece que te comuniques desde lo que sientes y lo que creas. Conecta la creatividad del segundo chakra con la del sexto y permite expresarla a través del chakra cinco. Calma la mente y te permite ver las situaciones con mayor claridad.

Esta esencia te conectará con la alegría y con tu niño interior

La única CONTRAINDICACIÓN es que es fotosensibilizante. No te lo apliques directamente en la piel y te expongas al sol.

Te muestro algunas SINERGIAS en las que puedes incluir esta esencia:

- **Difunde en el ambiente si padeces:** insomnio, estrés, miedos!.o si necesitas la mandarina para cualquiera de las indicaciones energéticas arriba descritas.

- **Difunde en la habitación de los niños antes de dormir** y/o añade 2 gotas junto con el gel de baño, en el baño habitual. La agitación disminuirá y el sueño mejorará.

- **Difunde cuando el ambiente esté muy cargado**.

- Huele directamente o en una tira aromática impregnada en 1 gota de mandarina **para conectar con tu infancia**. Si ha sido plácida, conectarás con la alegría de vivir, con la energía más tierna y más pura.

- **Si eres terapeuta, dala a oler después de una sesión** dura de terapia para que el cliente se vaya relajado y feliz.

- **La sinergia mandarina+bergamota** vía olfativa es muy interesante en casos de tensión nerviosa, agitación y para cuando te cuesta digerir un cambio que ha venido del exterior. Cuando realmente funciona mejor esta sinergia es cuando se aplica en personas con un sentimiento de culpa muy arraigado. Tanto una esencia como la otra tienen la capacidad de disolver y aumentar el Qi, favoreciendo que la culpa se disipe.

- **Mezcla mandarina+ petit grain naranjo** y úsalo vía olfativa cuando hay un estrés crónico y te afecta principalmente al sistema digestivo. Puedes padecer acidez, digestiones pesadas, intolerancias alimentarias…

- **En caso de que tengas que afrontar una situación nueva que te de miedo,** aplícate una gota en las muñecas e inspira profundamente.

- **En caso de estrés o insomnio,** añade 3 gotas a una cucharada de aceite vegetal de almendras y aplícatelo en pecho, plexo solar, cuello y cara interna de los brazos.

RITUAL DE LA ALEGRÍA CON ESENCIA DE MANDARINA

"La sonrisa no es contagiosa, pero es la llave para abrir el corazón"

Haz este ritual en familia. Si tienes hijos, les ayudará a estimular su creatividad y equilibrará su sistema nervioso.

Conectar con la alegría en este ritual, te va a proporcionar datos y aspectos de ti que ni siquiera sospechabas. Con este aspecto bloqueado, la creatividad, la gratitud, la empatía y el perdón no fluyen correctamente. Conectando con este aspecto de tu interior liberarás mucho peso que llevas sobre los hombros e irás con un equipaje más ligero.

Para realizar el ritual, debes seleccionar un sitio cómodo y si lo realizas con alguien te resultará más fácil por lo que vas a saber a continuación.

Coge la esencia de Mandarina y aplícate una gota en la cara interna de la muñeca junto con una gota de aceite vegetal. Inspira profundamente y lleva tu atención a la zona entre el ombligo y el pubis (segundo chakra). No fuerces la respiración, no la controles, deja que surja, sólo obsérvala, date cuenta de cómo la vida surge, no hay que hacer nada más.

Si algún pensamiento te distrae, vuelve tu atención a la esencia de mandarina y al área del segundo chakra.

Ahora imagínate un canal de luz que va desde tu ombligo hasta tu cabeza y se concentra en la zona de entre las cejas, siente su calor y sigue inhalando la mandarina.

Ahora dibuja una sonrisa en tu rostro. Sea o no sea de manera forzada, sonríe. Mantente sonriendo unos minutos.

Siéntete feliz, sonríe de oreja a oreja, relaja tu mente y déjate inundar por la sonrisa.

Si te apetece reír, ríete a carcajadas. Haz lo que te salga de dentro, pero siempre sonríe.

Inhalando la mandarina, con la sonrisa dibujada en el rostro y con la atención entre el segundo y el sexto chakra, imagínate en una escena de felicidad que puede ser un recuerdo o algo inventado. Debe ser una escena en la que te visualizas totalmente radiante y feliz y vívelo, experiméntalo con todo lujo de detalles. Date cuenta de lo bien que te sienta reír y ser feliz.

Aunque sea forzado, hazlo. Habrá días que te costará más que otros pero hazlo de todas maneras.

Como te decía al principio, si haces este ritual en compañía, te costará menos sonreír y reírte a carcajadas. Eso está bien, pero nunca pierdas el foco de tu objetivo que es conectar con tu fuente de alegría interna.

A veces al realizar los rituales en compañía, nos dejamos llevar por las reacciones de la otra persona y no conectamos con las nuestras. No dejes que esto te pase. El ritual se puede compartir pero la experiencia interior es personal.

Después de unos minutos, respira profundamente, conecta con tu respiración sin oler ya la mandarina y poco a poco vete abriendo los ojos.

Anota en tu diario de trabajo, el día que corresponda y 10 motivos por los que eres feliz. Cada día tienes que escribir estos 10 motivos, pueden repetirse pero debes escribirlos.

Al realizar este ritual durante 30 días, vas a hacer un excelente anclaje olfativo con la esencia de Mandarina. Da igual el tiempo que haya pasado, si vuelves a oler de manera consciente esta esencia, la alegría volverá a florecer en ti.

10 MOTIVOS PARA SER FELIZ

RITUAL MANDARINA

DÍA

DÍA

DÍA

DÍA

DÍA

DÍA

DÍA

DÍA

DÍA

10 MOTIVOS PARA SER FELIZ

RITUAL MANDARINA

DÍA   DÍA   DÍA

DÍA   DÍA   DÍA

DÍA   DÍA   DÍA

10 MOTIVOS PARA SER FELIZ

RITUAL MANDARINA

DÍA

DÍA

DÍA

DÍA

DÍA

DÍA

DÍA

DÍA

DÍA

Si lo prefieres escanea este código para escuchar la meditación guiada:

POSIBLES ALTERNATIVAS AROMÁTICAS AROMÁTICAS PARA EL MES DE OCTUBRE:

- Naranja (citrus aurantium o sinensis)

- Cedro del atlas (Cedrus atlantica)

- Palmarosa (cymbopogon martinii)

- Rosa X Damascena

- Pino silvestre (pinus pinaster)

El hidrolato que he seleccionado para este mes es el de MANZANILLA AZUL para acabar de depurar todo el calor acumulado. Este hidrolato se obtiene de la destilación al vapor de las flores de la matricaria recutita, sus componentes principales son los sesquiterpenos.

Las manzanillas se utilizan mucho en Europa.

Recutita significa recortada y hace alusión a sus hojas y matricaria significa madre, matrix...

INDICACIONES Y PROPIEDADES

- **Alergias tanto respiratorias como cutáneas** independientemente del origen porque calma los síntomas.

- **Neurotónico y calmante**: actúa contra el estrés, la agitación, la cólera y "calma" cuando estás a punto de estallar

- **Analgésico y antiinflamatorio:** inflamaciones de todo tipo (cutáneas, uro genitales, intestinales...)úlceras, colitis, encías inflamadas...

- **Antihistamínico**: alergias al pelo de los animales, alergia al polen, alergias al sol, alimentarias...

- **Mucolítico**: sinusitis, rinitis...

CONSEJOS DE UTILIZACIÓN

- **En caso de erupción cutánea,** vaporiza la zona a tratar varias veces por día

- **Para evitar las alergias al sol:** vaporiza el cuerpo entero después de la ducha

- **Haz duchas vaginales** con este hidrolato y el de rosa en caso de inflamación vaginal

- En caso de **venas inflamadas o hinchadas** aplica compresas y pulverízate las piernas con este hidrolato

- Los baños de pies con este hidrolato están indicados en caso de **calambres menstruales o reglas dolorosas**

Los días ya son cortos y en Noviembre lo serán un poquito más. Viene un mes de RECOGIMIENTO y de reflexión!Aprovecha esta energía más interior para seguir LIMPIANDO TODO AQUELLO QUE TE SOBRA!!!

Vamos a por NOVIEMBRE

NOVIEMBRE: ACEITE ESENCIAL DE INCIENSO

"Abre los portales que separan tu mundo interior y el mundo que te rodea, y armoniza tu cuerpo con la naturaleza"

Noviembre es el mes en que ya te preparas para el Invierno y te adentras cada vez más en los días muy oscuros.

Es tiempo de interiorizar, de ver hacia dentro, de explorar y de observar lo que hay en el interior para eliminar lo que te sobra.

Las temperaturas comienzan a bajar y el frío y el viento aumentan paulatinamente.

El Otoño es época de cosecha, tu cuerpo tiende a recolectar energía para los meses fríos que se avecinan.

Te encuentras en pleno Otoño donde VATA se encuentra en su punto ascendente y ya casi no hay influencia de PITTA (calor del verano). Debes lidiar todo el calor acumulado a lo largo del verano. Es tiempo de limpieza interior. Los árboles pierden las hojas y tú debes dejar caer también todo lo que te sobra.

Un excelente ejercicio es hacer limpieza en tu casa, en tu trastero o en tu armario de todo lo que te sobra. Regala o dona lo que te apetezca y todo lo que está estancado y no utilizas, déjalo ir.

El otoño es seco, ligero, frío y ventoso. Estas condiciones se agravarán o se suavizarán dependiendo del lugar en donde vivas.

Todas las recomendaciones de este mes son las mismas que en OCTUBRE pero todavía más estrictas porque VATA ha aumentado más.

Presta mucha atención a beber agua y mejor que sea templada, en forma de infusión. Durante este mes, la SEQUEDAD llega a su plenitud y debes hidratar bien externamente tus pulmones y tu intestino grueso, sino padecerás de estreñimiento y gases, además de notarte la piel extremadamente seca.

Permítete dormir un poco más de lo habitual y protégete bien del frío.

Si tu DOSHA predominante es VATA cuida tu energía en estos meses para que el invierno no te pase factura.

Repasa las recomendaciones del mes pasado y sigue con ellas independientemente de tu DOSHA predominante. Sólo variarás las rutinas si estás sufriendo un desequilibrio acentuado que en ese caso debes tratarte de manera particular con una persona especializada.

Este mes quiero hacer un trabajo interior muy especial. Vas a aprovechar esta energía de recogimiento que te brinda Noviembre para limpiar tu interior como nunca habías hecho hasta ahora.

En la estación VATA compuesta por aire y espacio, vas a aprender a dominar tu respiración. Vas a utilizarla para calmar la mente y para que actúe a tu favor no en tu contra.

En Oriente, la respiración se considera una ciencia, la medicina china tiene el Qigong y el Ayurveda tiene el PRANAYAMA. En Occidente no hay un término especifico para designar la ciencia de la respiración pero cada vez más se recopila información al respecto, sobre el impacto que tiene sobre la salud, una correcta respiración y nutrición de tus células. Y si esta respiración la realizas con sustancias aromáticas en el ambiente, éstas cargarán de energía cada célula de tu cuerpo, mejorando la regeneración y la nutrición celular como vimos anteriormente.

Es tan importante respirar correctamente!A través de los pulmones inhalas el prana, la energía vital, el soplo que te mantiene con vida. Mantendrías la vida aunque estuvieses sin comer durante semanas, sin beber durante unos días pero morirías en pocos minutos si no respiras.

Por medio de la respiración, tus células se llenan de oxígeno y por medio de la espiración se desechan los residuos propios de la reacción celular: desechas lo viejo para asimilar lo nuevo.

Ya aprendiste un ejercicio sencillo de respiración en mis libros anteriores y espero sinceramente que lo hayas integrado en tus rutinas diarias. Pero aquí te quiero mostrar un ejercicio más para que realices este mes y que después sigas integrando siempre en tus mañanas, tu organismo y tus células te lo agradecerán. Antes de contarte el ritual te voy a dar más motivos todavía para que te CONVIERTAS EN UN/A MAESTRO/A de la respiración:

- **Regula todos los líquidos del cuerpo**. La circulación sanguínea, la expulsión de los desechos líquidos, una parte irán al sudor y otra parte se depositarán en la vejiga para ser eliminados.

- **La energía del pulmón controla la piel y el pelo.** La belleza de la piel comienza por una correcta respiración. La energía del pulmón nutre directamente estas dos estructuras, cuanto más en equilibrio esté mejor nutridas estarás y más hidratación y poder de regeneración tendrán. En el caso de la piel, al haber mayor circulación sanguínea, las células encargadas de crear fibras elásticas y colágenas que son las que le dan tersura a la piel, denominadas fibroblastos, estarán mucho más activas, presentándose la piel elástica y tersa.

- **Activa toda la energía defensiva del organismo.** Respirando correctamente, tu energía defensiva se multiplicará.

- **El prana, Qi o energía vital, es considerado como un alimento en sí mismo.** Si respiras bien, tu organismo estará más nutrido y necesitarás menos alimento físico.

Este mes de NOVIEMBRE es el adecuado para realizar las rutinas de respiración minuciosamente.

EL ACEITE ESENCIAL DE INCIENSO, TU ALIADO EN NOVIEMBRE

"De todas las luchas, la más complicada es la que uno mantiene consigo mismo"

He elegido este aceite esencial porque es el que más recoge tu energía hacia el interior. Es como si recolectase energía externa y la concentrase internamente.

A menudo, en los talleres cuando hago una cata consciente con este aceite esencial, la energía parece que se congela en el interior de las personas.

Los rostros cambian de semblante y a las personas les cuesta más verbalizar porque toda la atención está adentro.

Me encanta trabajar con el Incienso para meditar, para hacer un trabajo de introspección.

Antes de ir a la práctica, vas a conocer muchos aspectos de este aceite esencial que igual no conocías.

Su nombre botánico es Boswellia Carterii y pertenece a las Burseráceas que es una familia que se reparte en 18 géneros y comprende unas 540 especies aromáticas en regiones tropicales. Además del incienso, la mirra es muy conocida en esta familia por su valor simbólico desde la antigüedad.

Las resinas de Incienso, también se denominan Oliban provienen de una veintena de especies de Boswellia, repartidas en diferentes grupos dependiendo de su origen que darán composiciones diferentes:

- Incienso del Yemen o de Oman, Boswellia Sacra en la que predomina el alfa-pineno (40%)

- Incienso de Somalia que es muy similar en composición al anterior.

- Maydi, Boswellia frereana de Somalia. Muy eficaz para cicatrices, como anti-viral y en quemaduras profundas.

- Boswellia Serrata de India con una cantidad elevada de alfa thuyeno, se utiliza más como anti-inflamatoria

- Olibano, Boswellia neglecta. Igual que el anterior

El incienso procede de Somalia y se destila la goma oleoresina.

Sus principios activos como monoterpenos (40%): alfa-pineno y limoneno y Sesquiterpenos: alfa gurjuneno

le confieren propiedades anticatarrales, expectorantes, inmunoestimulantes y antidepresivas.

Sus indicaciones terapéuticas principales son inmunodeficiencia, bronquitis y depresión nerviosa.

A nivel estético se utiliza como regenerante cutáneo indicado para piel seca y envejecida y estrías.

A nivel energético favorece la meditación y la apertura de los 7 chakrás, favoreciendo el fluir energético de todo el sistema.

No presenta CONTRAINDICACIONES en las dosis recomendadas.

El Incienso es la sustancia que ha sido utilizada desde tiempos inmemoriales para rituales en todas las religiones y culturas. Los egipcios dedicaron el incienso a Ra el Dios del sol y la Mirra a la diosa de la luna. Las mujeres de los hebreos debían masajearse antes de su matrimonio: 6 meses con la mirra y después 6 meses con el incienso.

UTILIZA EL INCIENSO PARA REALIZAR LAS SIGUIENTES SINERGIAS:

- **Para desarrollar la capacidad de comunicación:** aplícate 1 gota de incienso por la mañana en el cuello y 1 gota en el tercer ojo y la coronilla durante 40 días y medita sobre tu capacidad de comunicar.

- **Deficiencia inmunitaria**: aplica tres veces al día 3 gotas de incienso en 3 gotas de aceite vegetal de sésamo y frótate el pecho con la mezcla durante un mínimo de 30 días.

- **Sérum facial regenerante**: añade 5 gotas de incienso+ 3 gotas de mirra + 2 gotas de Jara en 30 ml de aceite vegetal de Argán o Rosa mosqueta. Aplícate 4 gotas de la mezcla dos veces al día después de limpiarte la piel.

- **Estrías:** añade 3 gotas de incienso en cada aplicación de tu aceite anti-estrías.

- **Contorno de ojos con arrugas**: añade 1 gota de incienso a tu aceite o crema contorno de ojos

- **Quemaduras o cicatrización difícil:** aplica 2 gotas de mirra + 2 gotas de incienso + 2 gotas de lavanda vera en 5 gotas de aceite vegetal de rosa moqueta y aplícatelo en la zona a tratar 2 veces al día.

RITUAL DE LIMPIEZA A TRAVÉS DE LA RESPIRACIÓN

*"Si vivimos mientras respiramos,
inspiramos y expiramos,
nada puede ir mal"*

Clarissa Pinkola Estes

Este ejercicios lo puedes realizar por la noche y por la mañana para estimular la energía vital.

No te frustres si al principio la mente se dispersa con estos ejercicios, obsérvala como a un niño al que hay que educar. Cada vez que se disperse, recoges tu atención.

Recuerda: DONDE VA TU ATENCIÓN, VA TU ENERGÍA. Controla tu atención en la respiración y en el aceite esencial para controlar tu mente.

Escoge un lugar tranquilo y ponte cómodo/a con tu libreta a mano.

Siéntate con las piernas en posición de loto o si estás sentado/a coloca las piernas en posición de noventa grados.

Aplícate 2 gotas de aceite esencial de Incienso mezclado con 3 gotas de aceite vegetal en el área de los pulmones, en todo el pecho. Inspira profundamente y mantente unos minutos prestando atención al aire que entra y al aire que sale de tus pulmones a través de tu nariz y centrándote en el aroma a incienso. Haz un recorrido desde la coronilla hasta los pies, chequeando cómo notas tu energía. La notas densa, fluída…

Observa tu respiración: ¿es superficial o profunda? ¿Irregular o regular? Obsérvala y toma conciencia de cómo es.

Coge la libreta y anota las primeras sensaciones después de unos minutos con introspección con este aceite esencial.

Vuelve a cerrar los ojos y vas a realizar ahora el ejercicio de control respiratorio en 4 fases: inhalación, retención, exhalación y pausa. Es importante que realices cada fase correctamente y debes enlazarlas sin brusquedad.

En primer lugar relájate y chequea todos los músculos de tu cuerpo. Relaja el abdomen y los hombros y mantén la espalda erguida.

Comienza con la inspiración por la nariz y dirige el aire a la parte inferior de tus pulmones, inflándose el abdomen. Cuando la parte baja esté llena, sigue llenando para cubrir la parte media y por ultimo la parte alta de los pulmones. Cuenta hasta 4 al inspirar.

Retén el aire y mantente 3 segundos antes de exhalar por la nariz. La exhalación debe ser progresiva, nunca brusca y debe ser más larga que la inspiración. Cuenta hasta 8 al exhalar, vacía completamente tus pulmones.

Mantente sin respirar 3 segundos y vuelve a iniciar la inspiración. Recuerda que no debe ser brusco, si al coger aire, lo coges con ansiedad, quiere decir que has aguantado mucho tiempo sin respirar, disminuye el tiempo de apnea.

Vuelve a hacer una pausa en apnea (sin aire) antes de volver a inspirar para llevar un control mental de la respiración.

Esta respiración hecha correctamente todos los días va a disparar tu energía vital y va a nutrir todo tu sistema como nunca. Te voy a dar más datos por si aún no estás convencido/a de la importancia de este tipo de respiración.

Recientes estudios llevados a cabo en China demuestran que 15 minutos diarios de este tipo de respiración causan abundante secreción de pepsina y otros jugos digestivos que favorecen el tránsito intestinal.

Sobre la inhalación poco más puedo añadir para resaltar su importancia y es que es la fase en que llenas tus pulmones de oxígeno y debes hacerte consciente de llenar los pulmones desde su parte más baja hasta la parte más alta.

Si me gustaría resaltar el poder de la retención del aire porque es la fase que es más beneficios a todos los órganos y glándulas de tu cuerpo. En este momento, los pulmones no se mueven, el pulso cardíaco se reduce, la presión sanguínea se reduce y se activa la respiración celular, o sea que las células de tu cuerpo empiezan a respirar por sí mismas. Lo consiguen descomponiendo azúcar para obtener energía y eliminan residuos tóxicos que no le permiten la correcta obtención de esta energía.

Esta respiración celular produce calor que producen todas las células del cuerpo.

La siguiente historia te va a dejar helado/a:

"Los adeptos avanzados de Yoga deben demostrar su maestría sentándose desnudos en pleno invierno sobre la nieve en la orilla de un lago helado. Para evaluar su maestría, los ayudantes empapan sábanas en el lago helado y envuelven el cuerpo del adepto que DEBE SECARLAS TOTALMENTE con el calor generado en su interior. El proceso dura varias horas hasta que un número previamente establecido de sábanas se han secado.

Increíble pero cierto!"

Por si fuera poco con lo anterior, al retener el aliento también estás activando directamente el nervio neumogástrico o sistema nervioso parasimpático y asegurando el equilibrio con respecto al sistema nervioso simpático tal y como vimos en "Tu pasaporte aromático"

Ambos sistemas son antagonistas, si funciona uno, el otro no funciona y el sistema parasimpático es el encargado de regular las funciones de autocuración y regulación del organismo.

La exhalación es más importante que la inhalación, la respiración torácica deja un residuo de aire y toxinas que hay que forzar su eliminación, para volver a llenarse de aire limpio. Al final de la exhalación encoge el abdomen para vaciarte del todo. Como vamos a hacer esta respiración en Noviembre, la exhalación debe ser por la nariz por la temperatura. Pero si realizas este ejercicio en verano, puedes exhalar por la boca porque así disiparás más el calor corporal.

Vuelve a hacer una pausa en apnea (sin aire) antes de volver a inspirar para llevar un control mental de la respiración.

Si lo prefieres escanea este código para escuchar la meditación guiada:[3]

---

3 Música de la Meditación
Irregular de Kevin MacLeod está sujeta a una licencia de Creative Commons Attribution (https://creativecommons.org/licenses/by/4.0/)
Fuente: http://incompetech.com/music/royalty-free/?keywords=irregular
Artista: http://incompetech.com/

POSIBLES ALTERNATIVAS AROMÁTICAS PARA NOVIEMBRE:

- Ravintsara (cinnamomun camphora)

- Cualquier tipo de romero

- Espliego (lavandula spica)

- Fragonia (agonis fragans)

- Palo de rosa (aniba rosaedora)

- Niauli (melaleuca quinquinervia)

El hidrolato que he elegido para complementar el trabajo este mes es el de Mirto (myrtus communis) que se obtiene de la parte acuosa de la destilación al vapor de las hojas del Myrtus Communis. Su componente principal son los óxidos.

INDICACIONES Y PROPIEDADES

- Sus virtudes purificantes y equilibrantes te ayudan a luchar **contra las dependencias, armonizar emociones extremas, el nerviosismo y la agitación**

- Está ligado al **chakra del corazón y de la garganta,** creando el espacio necesario para reforzar el sistema inmunitario, psíquico y energético.

- **Es expectorante, mucolítico, viricida y antiséptico**: indicado en rinitis, sinusitis, bronquitis, tos, alergias al polen, inflamación de encías, inflamación ocular…

- **Astringente, purificante y fungicida:** acné, pieles desvitalizadas, cuperosis y micosis.

- **Equilibrante psico-emocional**: dependencias, actitud autodestructiva, agitación y dispersión mental.

- **Descongestionante, relajante y purificante**

CONSEJOS DE UTILIZACIÓN

- Prepara una compresa impregnada en el hidrolato y aplícala sobre los ojos en caso de **inflamación ocular.**

- Difunde en el ambiente una mezcla con los siguientes aceites esenciales: pruche, bergamota y mirto.

- **En caso de candidiasis**, haz irrigaciones con este hidrolato junto con el de geranio.

- **Utiliza en spray nasal para mejorar la congestión de las vías respiratorias altas.**

- Lo puedes añadir en una **tisana respiratoria para potenciar su efecto.**

Se va Noviembre con sus largas noches y sus días cortos, fríos y oscuros.

Te adentras en DICIEMBRE en el que todas estas cualidades van a aumentar todavía más.

El recogimiento es la palabra fundamental del mes que viene. Aprovecha a tope esta energía contractiva para EXPLORAR tu interior!

Vamos a por DICIEMBRE

DICIEMBRE: ACEITE ESENCIAL DE MIRRA

"La naturaleza se halla en total equilibrio. No es posible romperlo puesto que los seres humanos saben que la ley de causa y efecto equivale a la infalible e inexorable ley de la naturaleza. Sin embargo, no encuentran su propio equilibrio como individuos porque aún no aprendieron que la misma ley actúa tan inexorablemente en la vida humana y en la sociedad como en la naturaleza: lo que se siembra, se cosecha"

Sydney Bremer

Este mes cambiamos de estación, el Otoño finaliza para dar lugar al invierno que entra con frío en aumento y la mayor oscuridad de todo el año.

El DOSHA VATA está en su punto álgido al principio de mes y depende de lo que te hayas cuidado en el mes anterior y depende de tu propia naturaleza que durante el mes de Diciembre no sufras problemas asociados al exceso de frío.

El otoño es época de cosechar, es el momento en que tu cuerpo ha acumulado energía para el invierno que se avecina. Después del verano, el otoño limpia el calor del verano y ahorra energía para el frío del Invierno.

Es, por tanto una época de contracción energética y como he ido diciendo es una etapa de dejar ir y de soltar.

Como la energía predominante es el viento, en este mes se seguirían moviendo emociones que gestiona directamente el hígado por lo que es conveniente seguir depurando el organismo en este mes.

Si algo caracteriza al mes de DICIEMBRE es que es un mes de festividades y reuniones entre familiares y amigos en las que la comida suele ser abundante.

Procura combinar días de comida abundante (si es que no los puedes evitar) con días de semi ayuno.

Los días de festividad en los que las comidas son copiosas, procura beber agua en ellas y si tomas algo de alcohol, por cada vaso de cerveza o de vino, tómate 2 vasos de agua.

¿QUÉ ES UN DÍA DE SEMI AYUNO?

- Tómate por la mañana un vaso de agua templada con el zumo de medio limón y una cucharada de miel.

- Infusión o tisana depurativa a media mañana

- Sopa depurativa para comer

- Tisana depurativa por la noche o sopa depurativa.

- Toma agua templada a lo largo del día

- Si sientes algo de debilidad tómate pera o manzana. Cualquiera de las dos frutas mantendrán tu energía a tope y te ayudarán a depurar el organismo.

Si son dos días seguidos de comida abundante, haz tres días de semi ayuno para contrarrestar.

A final de mes comienza a haber más humedad y más pesadez en general. Kapha va aumentando progresivamente y si es tu DOSHA predominante podrás desarrollar:

- Astenia, exceso de pereza, aletargamiento…

- Obesidad, celulitis y fácil aumento de peso.

- Síndrome premenstrual más acusado

- Exceso de avaricia, de apego, envidia, posesividad, lujuria y pereza.

- Retención de líquidos en piernas.

- Catarros frecuentes, exceso de mucosidad, congestión bronquial, gripes…

Si no contrarrestas los días de comida con los días de semi ayuno y tu dosha predominante es KAPHA, es posible que presentes cualquiera de los síntomas anteriores.

En el paso de otoño a invierno, a mediados de mes,

si tienes predominio de Kapha, conviene que te realices una depuración exhaustiva para no presentar problemas de congestión, sinusitis, bronquitis, retención…Todos los problemas asociados a un acúmulo de KAPHA en el organismo.

Si quieres realizar una depuración personalizada y pormenorizada o si padeces algún tipo de trastorno acude a una clínica especializada, sino puedes seguir las indicaciones de Depuración de "Vitalidad sin límites" en cuanto a alimentación y a hábitos de vida.

¿POR QUÉ HE ELEGIDO ACEITE ESENCIAL DE MIRRA?

Es un aceite que invita al recogimiento y a preservar la energía vital, dos acciones que nos hacen mucha falta en esta estación.

Su nombre botánico es **Commiphora myrrha** y la familia botánica de la que procede son las Burseráceas. Esta familia se reparte en 18 géneros y comprende unas 540 especies aromáticas en regiones tropicales. Además del incienso, la mirra es muy conocida en esta familia por su valor simbólico desde la antigüedad.

Las commiphoras comprenden unas 200 especies y son nativas de regiones tropicales áridas a lo largo de las costas del mar rojo (Somalia, Etiopía!),en Madagascar, Arabia, Namibia y la India.

La clasificación de mirras que producen una resina

aromática es la siguiente:

- **Mirra amarga**, es la mirra verdadera. Debe su amargura a la presencia de hidrocarburos furánicos y comprende: commiphora abyssinica de Arabia, commiphora gileadensis o bálsamo de Judea, commiphora myrrha de Kenia, commiphora myrrha var. moll de somalia, Abisinia o Kenia, commiphora shimperi de sahara commiphora simplicifolia. Este género se recomienda más para inflamaciones y afecciones cutáneas y articulares.

- **Mirra dulce llamada opopanax**, su aroma dulce se debe a la presencia de hidrocarburos con 10 carbonos y comprende: commiphora erythraea, mirra de Etiopia, Commiphora iildii de Namibia…

- **Mirra odorante** o commiphora guidotti de Somalia

- **Guggul de la India y Pakistan**, es un aceite esencial con excelentes propiedades dermófilas.

Procede de Somalia, India, Pakistán, Kenia…y la parte que se destila para obtener el aceite esencial es la goma-oleoresina

Los principios activos que contiene le confieren propiedades anti-inflamatorias, regenerantes a nivel cutáneo y ant-virales.

A nivel estético se utiliza como regenerante cutáneo para pieles secas y envejecidas, para fijar perfumes y para las estrías.

A nivel energético activa los chakras superiores y favorece la introspección.

No presenta CONTRAINDICACIONES en las dosis adecuadas pero está desaconsejado los 3 primeros meses de embarazo.

Sus usos principales y sinergias para incluirlo son:

- **Sérum facial regenerante**: añade 5 gotas de incienso+ 3 gotas de mirra + 2 gotas de Jara en 30 ml de aceite vegetal de Argán o Rosa mosqueta. Aplícate 4 gotas de la mezcla dos veces al día después de limpiarte la piel.

- **Estrías:** añade 3 gotas de mirra en cada aplicación de tu aceite anti-estrías.

- **Problemas nerviosos**: frótate el pecho dos veces al día con 3 gotas de mirra + 3 gotas de ravintsara añadidos a 5 gotas de aceite vegetal de almendras

- **Quemaduras o cicatrización difícil:** aplícate 2 gotas de mirra + 2 gotas de incienso + 2 gotas de lavanda vera en 5 gotas de aceite vegetal de rosa moqueta y aplicar en la zona 2 veces al día.

- **Meditación**: 1 gota de mirra en el tercer ojo y otra gota entre el labio superior y la nariz. Haz 3 respiraciones y comienza a meditar

TRABAJO DEL PERDÓN CON ACEITE ESENCIAL DE MIRRA

"La gratitud es síntoma de un corazón contagiado de amor. El amor es el remedio para el perdón"

Este ejercicio es tremendamente liberador y el aceite de Mirra te ayudará a buscar en tu interior las razones por las cuales te cuesta tanto perdonarte o perdonar a los demás.

Como tienes todo el mes, vas a realizar el proceso progresivamente como debe ser para que te liberes completamente de la energía del resentimiento que inmoviliza totalmente.

El ejercicio de exploración se va a dividir en 3 fases:

- **Los primeros diez días del mes, vas a conectar con el perdón hacia ti mismo/a**

- **Los siguientes diez días vas a perdonar a tu padre y a tu madre. Es muy importante liberarse con respecto a los ancestros, estén vivos o no.**

- **Los últimos diez días del mes vas a perdonar actos de otras personas. Familiares, amigos, compañeros de trabajo...**

Busca un sitio cómodo y aplícate una gota de mirra en el labio superior, justo debajo de la nariz y otra en la cara interna de las muñecas. Si quieres mézclalo con aceite vegetal, aunque la Mirra es bastante denso y no suele irritar la piel. Aún así ante la duda, mézclala con aceite vegetal para evitar daños cutáneos.

Inspira profundamente y lleva tu atención al corazón. Siente como irradia energía, pon la mano en la zona cardíaca y siente su calor. Ahora apoya la mano y conecta con el latido cardíaco.

Mantente unos minutos oliendo el aceite esencial de Mirra y concentrando tu energía en el latido de tu corazón.

Ahora piensa en un aspecto de ti, de tu madre, padre o de una persona en particular (depende de los días del mes en que te encuentres) que necesites perdonar.

¿Cómo sabes si necesitas perdonar un hecho concreto o a una persona?

Porque si piensas en una situación determinada aún te despierta la misma emoción que cuando la viviste y aún buscas culpables de ella. Revives una situación de conflicto con la misma emoción que sentiste en aquel momento. No la has trascendido.

Piensa en un aspecto tuyo en los primeros 10 diez días del mes, en un aspecto de tu madre o de tu padre en los siguientes diez días y en un aspecto de alguien cercano en los últimos diez días.

Piensa en el aspecto a solucionar y haz lo siguiente:

- Primero siente la emoción

- Escribe las 5 razones que tienes para no perdonar ese hecho y a esa persona

- Pregúntate sinceramente si quieres perdonar esa acción. Si la respuesta es NO, no habrá forma humana de hacerlo. Si aún sigues creyendo que la culpa está fuera, no podrás LIBERARTE NUNCA del peso, si todavía crees que tienes justificaciones para no perdonar, no habrá nada que hacer.

- Libera esa emoción. Aprovecha ahora para liberar el enfado, la tristeza, la rabia…

- Si no conectas con la emoción o no la liberas, no pasa nada. Céntrate en el olor a Mirra y lleva a tu atención al área del corazón. Ya se irán formando los espacios de liberación de esa emoción. Depende el tiempo que lleves acumulando ira, rencor, culpa...o la intensidad de la misma, pueden provocar que no las liberes a la primera.

- Imagina tu futuro si perdonaras a la otra persona o a ti mismo/a

- Conecta por medio del olor a Mirra con la energía del amor y la compasión que viven en ti.

RITUAL DEL PERDÓN

DIA

¿ A QUIEN NECESITO PERDONAR?

_______________________   _______________________

¿ QUÉ ASPECTO DE ESA PERSONA O DE MI MISMO NECESITO PERDONAR?

____

Primero siente la emoción que te despierta la idea de perdonar a esta persona

Escribe 5 razones para NO PERDONAR este aspecto de esta persona

1.
2.
3.
4.
5.

¿ Quieres realmente PERDONAR a esta persona?
SI
NO

-Libera la emoción ahora. Deshazte de ella.

-Imagina tu futuro habiendo perdonado a esa persona

-Conecta gracias al aceite esencial de Mirra con la compasión y el amor que viven en ti

Mantén la mano en el corazón e inspira profundamente antes de abrir los ojos.

Puede que ahora te apetezca liberar la emoción, si es así hazlo.Es posible que a lo largo del día necesites liberar esta emoción, hazlo si puedes.

Escribe en tu libreta todo lo anterior, vete día a día llevando un diario de PERDÓN y te garantizo que a final de mes, hasta pesarás menos de toda la carga de la que te liberarás.

Si lo prefieres escanea este código para escuchar la meditación guiada:

POSIBLES ALTERNATIVAS AROMÁTICAS PARA DICIEMBRE:

- Incienso (boswelia carterii)

- Patchouli (pogostemun cablin)

- Palo de Rosa (aniba rosaedora)

- Rosa X damascena

- Geranio rosa (pelargonium graveolens)

- Lavanda (lavandula angustifolia o vera u officinalis)

El hidrolato que he seleccionado para este mes es el de ENEBRO por tener propiedades anti-kapha. El hidrolato de ENEBRO se obtiene de la parte acuosa de la destilación al vapor de las ramas de **Juniperus communis**. Su componente mayoritario son los monoterpenos.

INDICACIONES Y PROPIEDADES

- Actúa sobre el estancamiento psicológico y ayuda a reanudar proyectos

- Da energía, coraje y voluntad

- Ayuda a aceptar los cambios

- Disminuye Kapha

- Diurético y anti-inflamatorio: edema, retención de agua. Pulveriza tus piernas con este hidrolato

- Estimula la circulación sanguínea y linfática: estasis circulatorio y linfático, piernas pesadas y celulitis

- Estimulante hepático, renal y pancreático: gran depurativo. Diabetes, obesidad, digestión difícil, hipotiroidismo, hipercolesterolemia…

- Antiséptico y depurativo: acné…

- Anticatarral: rinitis, tos…

CONSEJOS DE UTILIZACIÓN

- Baño de pies en caso de piernas hinchadas o celulitis. Añade 1 cucharada al baño pies para mejorar el retorno venoso.

- Tónico cutáneo. También se puede mezclar con una mascarilla en piel grasas o acné

- Edema, retención de líquidos: bebe entre tres y seis veces por día 1 taza de agua caliente con 1 cucharada de café de hidrolato.

- En spray aúrico disipa las energías negativas y purifica la atmósfera

DICIEMBRE finaliza con el recogimiento y la oscuridad que lo caracterizan. Las fiestas navideñas son el broche final a un AÑO AROMÁTICO ESPECTACULAR.

Llega ENERO con todo el esplendor de la energía contractiva, días cortos y fríos y noches largas.

Es momento de REFLEXIONAR y de ESTABLECER OBJETIVOS para el año que entra después de haber aprendido de todos los acontecimientos de año pasado!!

VAMOS A POR UN NUEVO AÑO FASCINANTE DE APRENDIZAJE E ILUSIÓN!!

EMPIEZA ENERO!!!

3 ACEITES COMPLEMENTARIOS PARA REALIZAR TUS RITUALES

Sé que ya tienes integrado el trabajo con los aceites esenciales y la meditación diaria. Si has llegado hasta aquí haciendo las rutinas seguro que quieres experimentar más.

A continuación te regalo 3 trabajos más de exploración con 3 aceites esenciales muy especiales para mi porque he experimentado con ellos a través de los "7 Rituales Aromáticos" que propongo en mi página web.

Son 3 aceites que van a potenciar diferentes áreas de tu ser y que te van a ayudar en diferentes procesos que puedas presentar en tu vida.

Estos aceites son: el aceite esencial de Tomillo quimiotipo linalol, el aceite esencial de Patchouli y el de Petit Grain.

Su composición, su olor, su vibración y su connotación energética, no te dejarán indiferente y podrás profundizar con ellos en posibles bloqueos o creencias limitantes que no te permiten expresarte plenamente.

Además tienen multitud de aplicaciones terapéuticas tal y como indico y podrás hacer diferentes sinergias para incorporar a tus rutinas diarias y mejorar tu bienestar en general.

Son tres aceites versátiles que inundarán tu olfato de energía vital y te permitirán liberarte de carga en el viaje tan fascinante que realizas a diario por tu interior.

ACEITE ESENCIAL DE TOMILLO LINALOL

"Uno de los secretos de la vida es que lo que realmente vale la pena es lo que hacemos por lo demás"

Este aceite lo he trabajado especialmente para el Chakra del corazón porque emite una vibración muy elevada. Este tipo de tomillo se da a más de 1000 metros de altitud, por lo que su energía es perfecta para equilibrar tu vibración.

A nivel terapeútico, como comprobarás, se utiliza para procesos respiratorios y anti-infecciosos en general.

Este aceite ayuda a abrir los corazones que han puesto varios cerrojos y a los más desconfiados.

El aceite esencial de tomillo quimiotipo linalol procede de la destilación al vapor de las sumidades floridas del Thymus vulgaris. "Thymus" proviene del griego "Thymos" que significa "yo perfumo"

Tiene un rendimiento medio, ya que se necesitan 100 kgs de planta para 75-125 gramos de aceite esencial.

Los tomillos pertenecen a las lamiáceas, familia compuesta por 2600-3200 especies sobre todo herbáceas. Se cultivan en zonas templadas con preferencia del mediterráneo y en zonas subtropicales con altitud. Esta familia se puede adaptar fácilmente a cualquier área.

Son lamiáceas: las albahacas, los tomillos, las lavandas, el hisopo, la melisa, las mentas...

Los Tomillos son unas 350 especies de las que 50 aproximadamente están en la cuenca mediterránea.

Los Tomillos o thymus según la latitud en la que crezcan y el grado de sol al que estén expuestos, van a dar diferentes quimiotipos:

- Tomillo qt Timol: crece a unos 500 metros de altitud

- Tomillo qt carvacrol: crece al nivel del mar y necesita calor extremo

- Tomillo qt linalol: crece a más de 1000 metros de altitud y necesita humedad

- Tomillo qt thuyanol: crece a unos 1500 metros, en zonas húmedas.

Hay otras especies de Tomillos que son originales o híbridos naturales que presentan diferentes características:

- Tomillo Marroquí (thymus satureioides): contiene

gran cantidad de fenoles.

- Tomillo serpol (Thymus Serpyllum): rico en timol, un fenol con una actividad antibacteriana muy elevada.

- Orégano de España (thymus capitatus): es realmente un tomillo rico en carvacrol. Esta molécula es la mayoritaria también en el orégano y es un potente anti bacteriano.

- Tomillo de España (Thymus Zygis): rico en Thujanol

- Tomillo blanco (thymus mastichina): su quimiotipo principal es el cineol.

Su principio activo principal es el linalol (60-80%) y los ésteres terpénicos como el acetato de linalino que le dan propiedades terapéuticas:

- Positivante

- Antimicrobiano, antibacteriano, fungicida...muy efectivo sobre la cándida albicans

- Tónico, neurológico, afrodisíaco...

- Antiespasmódico leve

El linalol es un monoterpenol que tiene una actividad: ansiolítica, calmante, analgésico e incrementa la producción de dopamina. También contiene linalol otros aceites esenciales como el palo de rosa (en un 88%), palo de HO (98%), coriandro(65-80%) y lavanda (20-45%)

Sus indicaciones terapéuticas principales son:

candidiasis, fatiga nerviosa, dolores musculares e inflamaciones intestinales.

A nivel estético se aplica como tónico cutáneo en general y como antiséptico para pieles grasas o acneicas.

A nivel energético activo el cuarto Chakra y el timo y está muy indicado en caso de estrés y fatiga nerviosa. Abre el corazón a nuevas relaciones y ayuda a liberar antiguos conceptos de experiencias pasadas de la vida. Te permite entablar una relación de nuevo desde la inocencia.

No presenta contraindicaciones en dosis adecuadas. No se recomienda durante los 3 primeros meses de embarazo.

LAS PRINCIPALES SINERGIAS CON EL ACEITE ESENCIAL DE TOMILLO QT LINALOL SON:

- **Si empiezas una relación de amor, amistad, de trabajo…y quieres no sentirte condicionado por experiencias pasadas**: aplícate 1 gota del aceite esencial de Tomillo qt linalol en el corazón, huele el bote y piensa en la persona en cuestión. Visualízate en una relación sana con esa persona y piensa en la palabra JUNTOS.

- **Fatiga general**: aplica 3 gotas de aceite esencial de tomillo linalol en 1 cucharada sopera de aceite vegetal de sésamo. Masajea la mezcla y aplícala a ambos lados de la columna a modo de fricciones. Repite 3 veces al día durante 7 días.

- **Como antiséptico ambiental**: añade a un difusor 10 gotas de tomillo linalol + 5 gotas de Ravintsara. Aplica en la estancia 2 veces al día durante 30 minutos cada vez.

- **Piel con impurezas**: añade 1 gota de aceite esencial de tomillo linalol a 1 gota de aceite de jojoba y aplica directamente sobre la impureza.

- **Adolescente tímido y/o hipersensible**: difunde en la habitación 2 veces al día, 5 gotas de tomillo linalol. Huele 3-4 veces al día el bote directamente.

- **Aumento de inmunidad**: desde finales de verano empieza a aplicarte 1 gota de tomillo linalol+1 gota de árbol de té junto con aceite vegetal de sésamo en la zona de pecho, 2 veces al día para aumentar tu inmunidad.

- **En personas que están muy ancladas en el pasado**: mezcla 2 gotas de tomillo linalol y 2 gotas de lavanda en 4 gotas de aceite vegetal y aplícatelo en zona de corazón, 2 veces al día. Acércate las manos a la nariz e inhala profundamente el aroma. Respira y céntrate en el olor de la mezcla de aceites esenciales.

EXPLORA TU CORAZÓN

"Tienes que bailar como si nadie te estuviera viendo, amar como si nunca hubieras sido herido, cantar como si nadie te escuchara, y vivir como si el cielo estuviera en la tierra"

William W. Purkey

Este trabajo de exploración interior te conectará directamente con la energía que emana de tu corazón. Te harás consciente de si existe algún bloqueo en lo físico o en lo emocional y te ayudará a liberar tensiones provocadas por posibles controversias entre lo que sientes y lo que manifiestas en tu vida.

EXPLORA TU CORAZÓN CON EL ACEITE ESENCIAL DE TOMILLO QT LINALOL:

- Siéntate cómodamente y mezcla 2 gotas de aceite esencial de Tomillo QT linalol con aceite de sésamo

- Frota los aceites en sus palmas y junte las palmas frente a la cara.

- Inhala el aroma del tomillo y exhala lentamente. Repite 3 veces esta respiración. Coge aire y exhala por la nariz lentamente.

- Masajea la zona del cuello, el pecho y el centro del corazón con el aceite que tienes en tus manos mientras estás en contacto con tu respiración. Con el aire que entra y el aire que sale a través de tu nariz.

- Centra tu atención en el área del corazón. Explora cómo estás a nivel muscular en la zona de pecho y parte superior de la espalda. Observa si no tas alguna tensión, alguna dolor…

- Si notas cualquier tensión, respira concentrado/a en esa zona, hasta que se libera la tensión.

- Visualiza cómo la mezcla de aceites penetra en tu organismo y aumenta tu energía vital, dándote sensación de seguridad y ligereza.

- Mantente unos instantes observando tu respiración y ese área de tu cuerpo. Si vienen pensamientos, céntrate en el aroma a tomillo.

- El simple hecho de aplicarte el aceite y masajear este área del cuerpo, tiene un efecto sanador para ti.

- Mantente 5 minutos en contacto con tu respiración y con el área del corazón y poco a poco vete abriendo los ojos.

- Realiza este ejercicio siempre que quieras entrar en contacto con la energía de tu corazón. Es un buen complemento para el ejercicio Liberador del Perdón de Diciembre.

Si lo prefieres escanea este código para escuchar la meditación guiada:

ACEITE ESENCIAL DE PATCHOULI

"Ponemos barreras para protegernos de quienes creemos que somos. Luego un día quedamos atrapados tras las barreras y ya no podemos salir"

Robert Fisher

Este aceite denso de olor característico, lo trabajo para equilibrar el Chakra uno y dos.

Me encanta la combinación que ofrece porque por un lado te da alas y libertad a nivel mental, a la vez que refuerza tus raíces. Y es que esta es la clave de la libertad, elegir libremente, sin miedo. Con unas raíces bien plantadas en la tierra, puedes elegir lo que tú quieras hacer. Si tu supervivencia no está anclada, te agarrarás a situaciones que pasen por tu vida que crees que te aportan seguridad. Cuando estas situaciones desaparecen, tu mundo se desmorona. Si crees que tienes que trabajar tus raíces, consulta el SELLO DE LA SEGURIDAD de "Tu Pasaporte Aromático" y sana tu supervivencia. Ésta es la base energética sobre la que se asienta todo tu sistema.

Reforzar este aspecto de nosotros con el Patchouli, es un trabajo que realizo de manera periódica. Cuando la vida me ha puesto en situaciones en las que mi mundo se ha tambaleado, he recurrido a la mezcla de Patchouli y vetiver y he realizado una exploración y limpieza del primer Chakra para equilibrar mi energía en ese área.

Aunque la popularidad de este perfume se asocia a los hippies y al amor libre, esta planta siempre ha formado parte de la medicina tradicional india y de Asia en general. Hoy en día, los indios siguen masajeándose los pies con patchouli para evitar los hongos.

En la India este perfume no se permite a castas bajas, sólo los brahmanes podían utilizarlo porque decían que combatía los temores y la falta de confianza en uno mismo, características que no querían que adquiriesen las castas más bajas.

El Aceite esencial de Patchouli proviene de la destilación al vapor de las hojas del Pogostemon Cablin que pertenece a la familia de las Lamiáceas. Proviene de Indonesia aunque actualmente se cultiva en múltiples lugares como India, China, Seychelles…Se necesitan entre 30-50 kgs de hojas para obtener 1 kilo de aceite esencial.

Sus principios activos son: sesquiterpenos como el a-bulnesene y a-guaiene (40-45%), patchoulol que es un sesquiterpenol (45%) que le dan propiedades terapéuticas como: tónico y estimulante, descongestionante circulatorio, antiséptico y regenerador tisular.

Sus indicaciones terapéuticas son: eczema seborreico y acné, hemorroides internas y externas y varices

A nivel estético es un regenerador cutáneo, tónico del cuero cabelludo y se utiliza como perfume.

A nivel energético purifica el primer chakra y conduce la energía de la tierra hasta el cuarto chakra. Hace tomar conciencia y percibir la dualidad que reina en cada uno de nosotros.

No presenta contraindicaciones en las dosis adecuadas, salvo una excepción importante: su contenido del a-bulneseno, sesquiterpeno inhibe la coagulación sanguínea. Esto significa que las personas que se están preparando para someterse a una cirugía mayor, que toman medicamentos anticoagulantes o que tienen úlcera péptica, hemofilia u otros trastornos de la coagulación deben restringir o detener el uso de patchouli (especialmente interno y dérmico) y buscar un aceite alternativo.

AQUÍ ALGUNAS SINERGIAS CON PATCHOULI:

- **Piernas cansadas y problemas circulatorios**: 5 gotas de aceite esencial de Patchouli+ 5 gotas de ciprés + 5 gotas de lavanda +5 gotas de limón en 1 cucharada sopera de aceite vegetal de calófilo o sésamo. Aplícate la mezcla por la mañana en ambas piernas con un masaje ascendente.

- **Para piel mixta en hombres (o mujeres a las que le guste el aroma)**: añade 1 gota a tu crema, sérum o aceite habitual para reforzar la acción regenerante y antiséptica de la piel.

- **En caso de estrés o ambiente "muy cargado" donde hay discusiones**: difunde en el ambiente 4 gotas de patchouli

- **Si te sientes"desconectado" de tu realidad física y material:** difunde Patchouli en el ambiente y aplícate 1 gota en las muñecas e inspira profundamente. Realiza la misma acción 3 veces al día.

- **En caso de estrés crónico, si padeces insomnio, ansiedad o debilidad**, mezcla 1 gota de patchouli+ 1 gota de cedro del atlas y aplícatela en la cara interna de las muñecas, dos veces al día mientras respiras tranquilamente. Esta sinergia funciona como equilibrante nerviosa.

En general aceites esenciales adecuados para mezclar con Patchouli son: lavanda, cardamomo, bergamota, Elemi, naranja dulce, ciprés, mandarina, pimienta negra, canela, jengibre, pomelo, salvia esclerea, jara, geranio e ylang ylang.

EXPLORA TUS EMOCIONES CON EL ACEITE ESENCIAL DE PATCHOULI

"Los sentimientos abren la puerta a una cierta medida de control premeditado de las emociones automatizadas"

Haz este trabajo de exploración cuando sientas que estás en un momento en que las emociones pueden contigo, cuando no eres capaz de pensar con claridad porque las emociones te llevan a ver la vida como si las personas, las instituciones y/o los hechos de la vida fuesen contra ti.

Realiza este trabajo durante los siguientes 40 días. Aunque días antes de cumplir el plazo llegues a conclusiones, debes realizar los 40 días para acabar de limpiar y afianzar esta energía en ti.

Busca un lugar tranquilo y silencioso en el que puedas estar relajadamente durante los próximos 10 minutos.

Mezcla 2 gotas de Patchouli con 2 gotas de aceite vegetal de sésamo y aplícatelo en la planta de los pies, dándote un ligero masaje. A continuación aplícate 1 gota de Patchouli en la cara interna de las muñecas, frota una contra otra y acércatelas a la nariz.

Inspira profundamente mientras llevas toda tu atención a la base de la columna.

Coge aire por la nariz y lleva tu atención a la base de la columna, piernas y pies.

Haz 3 respiraciones concentrado/a en el aroma y cuando vengan pensamientos a tu mente, te anclas al olor de Patchouli y dejas ir estos pensamientos.

Centra ahora tu atención a la parte baja del abdomen, entre el pubis y el ombligo.

Haz 3 respiraciones profundas, llevando tu atención a este área del cuerpo.

Observa ahora los pensamientos que vienen a tu mente, no te enganches a ellos pero obsérvalos. No fuerces nada. Deja que surjan y que se vayan.

Si tienes un pensamiento muy recurrente, deshazte de él volviendo a centrar tu atención en el aceite esencial de Patchouli (mantente observando tus sensaciones durante unos instantes)

Visualiza ahora el mar, las olas, el movimiento de sus aguas, observa cómo viene y va. Imagina cómo estás en de pie en la arena con el mar de frente y puedes notar los granos de arena en tus pies.

Viene una ola y te moja levemente la planta de los pies y te refresca todo el cuerpo. Sigues observando el mar y hasta notas una agradable brisa en tu rostro.

Poco a poco vas entrando en contacto con tu respiración, te haces consciente de ella, vas moviendo los pies y las manos y a tu ritmo vas abriendo los ojos.

Anota los pensamientos que te han venido a la mente y toma nota de cómo te sientes.

¿Cómo te sentiste al ver el mar?

Este es un trabajo muy profundo para movilizar tus emociones y que broten al exterior. Puede ser normal que te notes un poco revuelto/a e incluso que tengas ganas de llorar o de reír…Igual no inmediatamente pero a lo largo de estos días si que notarás tu sistema movilizado.

Si lo prefieres escanea este código para escuchar la meditación guiada:

ACEITE ESENCIAL DE PETIT GRAIN NARANJO

"Lo maravilloso de aprender algo, es que nadie puede arrebatárnoslo"

B. B. King

Este aceite esencial armoniza lo que sientes y lo que piensas con lo que comunicas. Equilibra el chakra cinco y da fluidez al lenguaje cuando se forman los nudos en la garganta o en la cabeza y no salen las palabras.

Se obtiene de la destilación al vapor de las hojas del naranjo amargo (Citrus aurantium) que se da en toda la cuenca mediterránea.

Su composición química está formada por ésteres terpénicos como el acetato de linalino (55%), monoterpenoles como el linalol y el geraniol (25%)

A nivel terapeútico es un reequilibrante nervioso, antiespasmódico, antibacteriano y anti-inflamatorio. Sus indicaciones son distonía neurovegetativa, reumatismos, infecciones respiratorias, acné…

A nivel estético es un tónico cutáneo y está indicado en acné y seborrea.

A nivel energético es un aceite armonizante en el plano emocional y afectivo y acompaña en períodos de preocupaciones permitiendo encajar los shocks emocionales.

No presenta contraindicaciones en dosis adecuadas.

En un estudio reciente realizado en Brasil, se ha demostrado la efectividad de este aceite esencial para reducir la ansiedad en pacientes en abstinencia de cocaína.

Gabriel Chaves Neto y sus colegas brasileños reclutaron a 51 voluntarios varones, que se dividieron en tres grupos: un grupo de control de usuarios no farmacológicos, un grupo de aromaterapia no farmacológico de usuarios y un grupo de aromaterapia de usuarios de drogas. El último grupo consistió en 17 pacientes ingresados en el hospital por dependencia química de la cocaína y sometidos a abstinencia.

Cada grupo realizó un ejercicio de Habla Pública Simulada (SPS) para inducir ansiedad, y se midieron los indicadores psicológicos y fisiológicos de la ansiedad en cuatro etapas diferentes del ejercicio. Los dos grupos de aceites esenciales inhalaron aceite de naranja amarga nebulizada antes del ejercicio SPS, el grupo de control inhaló agua vaporizada.

Los dos grupos de aceites esenciales demostraron niveles de ansiedad más bajos que el grupo de control. Aunque el grupo de usuarios de cocaína tenía más probabilidades de reaccionar ansiosamente ante una situación identificada como amenazadora, la ansiedad no aumentó significativamente en el momento de la intervención de SPS.

Este estudio demuestra la efectividad del aceite de petit grain vaporizado como un tratamiento complementario para reducir la ansiedad en los pacientes que pasan por la abstinencia de cocaína y posiblemente otras sustancias adictivas.

Este efecto puede deberse en parte a la naturaleza agradable del olor, y en parte a la interacción del aceite de naranja amarga con los receptores de serotonina.

SUS USOS PRINCIPALES Y SINERGIAS CON LAS QUE MÁS HE EXPERIMENTADO ESTE ACEITE ESENCIAL SON:

- **Palpitaciones de origen nervioso**: mezcla 2 gotas de petit gran naranjo + 2 gotas de ylang-ylang en la medida de una cucharada de café de aceite de jojoba y fricciona el pecho. Respira profundamente el aroma. Aplica 2-3 veces al día.

- **En piel mixta o grasa**: añade 1 gota de aceite esencial de petit grain a tu crema o sérum habitual por la mañana y por la noche.

- **Niños hiperactivos:** aplica 2 gotas en la planta de los pies y en las muñecas y difunde en el ambiente antes de irte a dormir.

- **Si padeces insomnio del tipo en que no te cuesta quedarte dormido/a pero que te despiertas varias veces durante la noche**: haz todas las noches el ejercicio que propongo al final de este capítulo

- **Si estás en período en el que estás sufriendo un shock emocional**: difunde en el ambiente petit grain y aplícate 2 gotas en las muñecas y 2 gotas en el plexo solar como mínimo 3 veces al día. Respira profundamente y observa los cambios de planteamiento mental.

- **Cuando respondes al estrés con excesiva irritabilidad y confusión mental:** mezcla 2 gotas de petit grain naranjo+ 2 gotas de ylang ylang+ 2 gotas de lavanda en una base de aceite de sésamo y aplícatelo 2 veces al día en el área del corazón, acercándote después las manos a la nariz e inhala profundamente. Si estás en un período de estrés que te suele desencadenar estas reacciones, utilízalo de esta manera.

- **Si padeces ansiedad**, mezcla una gota de petit grain+ una gota de lavanda +una gota de mandarina y aplícatelo 3 veces al día en la cara interna de las muñecas junto con aceite vegetal, te acercas las muñecas a la nariz e inspiras profundamente 5 veces y haz el ejercicio que propongo a continuación todas las noches.

EXPLORA TU COMUNICACIÓN CON EL ACEITE ESENCIAL DE PETIT GRAIN NARANJO

"Yo, señor, en realidad no sé quién soy en este momento, aunque esta mañana lo sabía muy bien cuando me levanté, ¡pero he cambiado tantas veces desde entonces!"

Lewis Carroll

Busca un lugar cómodo y en el que nada te moleste en los próximos 10 minutos en los que vas a explorar tu área de la garganta.

Si sueles tener dolores de garganta, rigidez o dolor de

cuello, te recomiendo que revises el sello de la comunicación de "Tu Pasaporte Aromático" para equilibrar y desbloquear este área.

- Añade una gota de petit grain a un par de gotas de aceite vegetal de sésamo o almendras y aplícatelo a la parte anterior de la garganta y cuello. Masajea esa zona suavemente.

- Aplícate una gota de Petit Gran Naranjo en la cara interna de las muñecas, frota una muñeca contra otra e inhala profundamente. Respira 3 veces inhalando y exhalando por la nariz.

- Lleva toda tu atención al cuello por delante y por detrás. Hazte consciente de si sufres algún bloqueo en ese área, puedes notar un pinchazo, un dolor, pesadez...Si notas alguna sensación física, respira profundamente hasta que se libera la tensión.

- Después de liberar esta área en lo físico, observa que pensamientos acuden a tu mente cuando llevas tu atención a la garganta. Sólo obsérvalos, no los analices ni los justifiques.

- Mantente unos instantes observando tus pensamientos y piensa ahora si te sueles expresar de manera amable.

Si te expresas en lo positivo o de forma pesimista. Si tu expresión es de desesperanza o de ilusión, si sueles aportar problemas o soluciones a tu entorno.

- Analiza la calidez de tu lenguaje y observa si fisicamente hay alguna señal mientras piensas en esto.

- Haz tres respiraciones profundas, tomando contacto con tu cuerpo entero, mueve las manos y los pies y poco a poco vete abriendo los ojos.

Realiza este ejercicio durante los 40 días y verás cómo va evolucionando tu capacidad para expresar sólo cosas buenas y soluciones para que tu entorno y tu avancéis y crezcas en la vida.

Observa a lo largo de estos 40 días cómo te expresas en tu día a día y anota las frases negativas que más sueles repetir y cambia su polaridad. Exprésate sólo de manera positiva durante este tiempo y verás cómo tus emociones cambian por completo.

Si lo prefieres escanea este código para escuchar la meditación guiada:

YA HE ACABADO EL AÑO COMPLETO Y ¿AHORA QUÉ HAGO?

"La vida es difícil. Ésta es una gran verdad, una de las más grandes. Es una gran verdad porque tan pronto como la captamos, la trascendemos. Tan pronto como sabemos que la vida es difícil, la vida deja de ser difícil. Porque tan pronto como lo aceptamos, el hecho de que la vida es difícil deja de tener importancia"

M.Scorr Peck en The Road Less Traveled

Enhorabuena por haber completado todos los rituales de "Tu año Aromático" y es que hoy con respecto a hace un año, sabes muchas más cosas de ti mismo/a.

Algunas las intuías pero no las afrontabas y otras eran totalmente desconocidas para ti.

Este camino de exploración interior te proporciona limpieza interior y te muestra aspectos de los que apartarte, de lo contrario te obstaculizaban la vista y con ella, te impedian transitar el camino de tu vida en plenas facultades.

Este es un recorrido para toda la vida. Este trabajo es similar al deporte. Tú entrenas para una maratón, la haces con una marca que habías establecido, pero para estar en forma tienes que seguir entrenando. Te informo que la vida es un camino en el que tienes que entrenar para mantener tus facultades en la mejor versión posible.

Bien es cierto que al igual que en el deporte, cuando ya has estado en forma, cuesta mucho menos volver a cogerla. Si quieres preparar la maratón mencionada a los 40 años y nunca has hecho deporte en tu vida, a tu organismo le va a costar mucho más coger la forma que si eres una persona deportista aunque no sea a ese nivel.

En el camino de la vida pasa lo mismo, puedes desviarte un poco en el trayecto pero cuando ya lo conoces y sabes hacia dónde vas, se transita mucho más fácil y cómodamente.

Convierte los rituales y el conocimiento y crecimiento personal en tu modo de vida y el bienestar se multiplicará, te lo aseguro.

Si ya tienes "Tu Pasaporte Aromático" y has completado "Tu año Aromático" con una "Vitalidad sin límites" continúa así. Los rituales estoy segura que ya forman parte de tu vida. Sigue integrando y despejando el camino que te mantiene alejado/a de tus objetivos.

Los aceites esenciales, como nada en la naturaleza son capaces de allanar el camino y de liberarte de cargas emocionales fluidificando tu energía.

Sigue realizando los rituales e indagarás en nuevos aspectos, como te he dicho anteriormente, este es un trabajo para la vida!

Si aún no has realizado los rituales completos o no te has asignado todos los sellos de "Tu Pasaporte Aromático" hazlo. No te cuestiones, no pienses que empezarás en una fecha determinada o cuando tengas más tiempo. ¿No te das cuentas de que es la mente postergando la salida de su zona de confort?

Hazlo y punto. Si pudiera meterme en tu cabeza para convencerte…Sé que es difícil porque yo durante años, leía libros de desarrollo personal, antes denominado autoayuda, practicaba unas semanas y siempre había alguna excusa para dejarlo. Quiero que esto lo tengas claro: TU MENTE SIEMPRE TE VA A MOSTRAR EXCUSAS PARA NO SALIR DE LA ZONA QUE YA CONOCE. SIEMPRE.

Esto tiene una explicación mucho más científica de lo que parece. Tu cerebro antiguo quiere asegurar tu supervivencia, es el que regula el desarrollo, pero con la evolución del ser humano, hemos desarrollado más el área prefrontal del cerebro, aquella que se ocupa de la creatividad, la productividad, el rendimiento…Estas dos áreas entran en conflicto en cuanto salimos de lo conocido, porque nuestro cerebro reptiliano va a activar un área denominado amígdala porque en un lugar que no maneja no sabe si sobreviviremos. El cerebro capta el desarrollo como una amenaza a la supervivencia y desata los mecanismos iguales que si el peligro fuera real: primero te dará excusas para no seguir y si continúas va a desatar miedo, ansiedad, bloqueos en la creatividad, sentimiento de valer poco, dudas con respecto al camino, dolores corporales...Te aseguro que no te lo va a poner fácil en cuanto salgas de tu zona de confort. Hoy en día tiene un sistema muy eficaz para evitar nuestra evolución que son las distracciones.

De todos es conocido que si pones tu foco y atención en algo determinado, esto crece y se expande. Pero si diriges tu atención a cinco focos, la intensidad de energía que les aportas no será la misma por lo que no crecerán ni se expandirán tanto.

El cerebro te mostrará mil dispersiones para que no pongas el foco fuera de su zona de confort: facebook, instagram, twitter, videojuegos, series de tv...Podría seguir con un larguísimo etcétera...Prográmate bien para hacer un buen uso de todas estas plataformas que son maravillosas pero no permitas que desvíen la atención de tu foco. Debes saber que tu cerebro te llevará hacia ellas para dispersarse.

Fisiológicamente el organismo secreta cortisol, provoca una reacción de estrés y el sistema se pone en sistema: huida, bloqueo o lucha.

Tu área prefrontal del cerebro desea que te desarrolles, que crezcas y que evoluciones, pero cuando este sistema entra en funcionamiento se activa el mecanismo de supervivencia y los dos cerebros entran en conflicto. El cerebro primitivo tiende a oponerse a tu evolución.

Pero es tan gratificante traspasar esas barreras y entrar a otro nivel de percepción…

Al corazón humano siempre le apasionó explorar, seguir sus emociones y pasar a otro nivel, trascender sus límites. Afortunadamente ha habido seres humanos que nos han ido mostrando a lo largo de la historia que se podían realizar hazañas increíbles que se vaticinaban como imposibles. Y curiosamente, después de que alguien lo lograse, al romper las barreras mentales de que"no era posible" más personas lo consiguieron también.

En España tenemos un deportista como Fernando Martín, un jugador de baloncesto que cuando en España se veía la NBA (la mejor liga de baloncesto del mundo) como algo inalcanzable para jugadores españoles, él consiguió jugar en los Portland Trail Blazers en el año 1986. No fue fácil porque lo criticaron muchísimo y le auguraron muy pocos éxitos allí. Hoy en día 10 jugadores españoles juegan en la liga americana y ya han pasado más de 20 por allí. Él rompió la barrera de la imposibilidad y para las generaciones posteriores ya no era un imposible, era ya una posibilidad.

Por eso a principios de este siglo, un chaval de Barcelona llamado Pau Gasol, se fue a explorar esa liga y con muchas personas en contra también que creían que ese casi adolescente flacucho no llegaría a nada. Es a día de hoy que lleva 17 temporadas en la mejor liga del mundo y no sólo ha llegado a ella sino que la ha ganado en 2 ocasiones. Multitud de finales jugadas y logros con la selección española hacen de este hombre uno de los mejores jugadores de baloncesto de todos los tiempos. Para las generaciones que vienen ya es posible que un español triunfe en la NBA, gracias a personas como ellos que rompieron barreras mentales del"es imposible"

Intenta todos los días de tu vida que valga la pena, traspasa las barreras de tu mente y EXPLORA tu interior para limpiar todo lo que te mantiene alejado/a de tu mejor versión. Si no lo haces nadie tendrá la culpa de que tu vida no sea como siempre soñaste. Si lo puedes imaginar, lo puedes realizar. Confía, sé valiente y sobre todo persevera, continúa.

Las personas no lo consiguen porque se dan por vencidas, porque llega un momento en que dejan de perseverar. Sea lo que sea que quieras conseguir, pasa por EXPLORAR dentro de ti, eliminar las barreras que te mantienen alejado/a de tus objetivos y trascender tus propios límites mentales.

Gana la batalla.

"El secreto de todas las victorias consiste en organizar lo que no es obvio"

Marco Aurelio

MANTÉN TU CONEXIÓN LIMPIA DE INTERFERENCIAS

"Lo más difícil de aprender en la vida es qué puente hay que cruzar y qué puente hay que quemar".

Bertrand Russell

Todo el trabajo que has venido desempeñando a lo largo de estos meses tiene la finalidad de limpiar todo lo que te mantenía desconectado de la fuente que te trajo hasta aquí y a la que regresarás cuando te vayas.

Llámala como quieras pero este misterio es el que te mantiene desempeñando la labor que estás haciendo en este momento y es al que permanecerás conectado/a hasta el día en que tengas que partir.

Desde luego hay multitud de misterios sin desvelar sobre esta fuente pero lo que si está claro es que cuando confiamos en una conciencia bondadosa de la que no parte nada malo, nuestra confianza en la vida y en nosotros mismos, aumenta.

Desaparece el miedo y la culpa y comprendes que las situaciones ocurren por alguna razón. Las emociones que te mantienen alejado/a de este pensamiento, ya las hemos ido relatando en todo este viaje que hemos hecho juntos: miedo, enfado, culpa, preocupación, desconfianza…

Todo lo que temes que aparezca en tu vida, como por arte de magia se presenta porque tú mismo/a lo has atraído.

Debes romper el circulo y enfocarte sólo en lo bueno y lo positivo y el trabajo con los aceites es una excelente manera de hacerlo porque limpian todas estas emociones que te mantienen distante de este concepto.

No te canses de explorar, de experimentar, de sentir la paz y la confianza que aporta saber que vas en el camino correcto. Aunque se presenten desafíos en este trayecto, sólo son para que te vuelvas un experto/a en la materia y puedas así enseñar a otros cómo se hace.

No te estanques, no te quedes paralizado/a por el dolor, no dejes que las emociones dominen tu vida. Deja que te sirvan para salir del lugar donde estás pero que no manejen tu recorrido.

Perdona y suelta lastres del pasado porque si no lo haces, siempre atraerás situaciones similares al presente. Debes liberarte de cargas pasadas para que el trayecto lo hagas más libre y ligero/a.

Escribe mil cartas de perdón si te hace falta o perdona a la cara. Y perdónate a ti porque lo que hiciste en el pasado fue con el conocimiento que tenías en aquel momento y nada ni nadie te puede juzgar. Sólo aprende de lo que fue y no permitas que se vuelva a repetir.

No andes enfadado/a por la vida sino tu vida será una consecución de situaciones para que tu puedas deshacerte de ese enfado.

Libera la ira y el rencor y sé libre. No te dejes dominar por estas emociones, serás su esclavo/a. Prueba a ir por la calle con cara de pocos amigos, con cara de enfado y mira a la gente con gesto de rabia. Observa cómo te devuelven lo mismo que estás transmitiendo. Pero hazlo por favor, experiméntalo conscientemente.

Y ahora vete por la calle con una sonrisa, mira a la gente y sonríe y observa lo que pasa. Tú mismo/a verás como se te devuelven las sonrisas.

La vida te devuelve lo que le das.

Yo he mostrado cómo ha sido mi experiencia a lo largo de este tiempo con los aceites esenciales que me llevaron a profundizar en mi interior.

Yo no podía quedarme esta experiencia para mí porque hace tiempo que elegí ser muy generosa como lo es la naturaleza y cómo lo fueron los aceites esenciales conmigo hace años.

Mi propósito y mi pasión es que la gente conozca la Aromaterapia y que la utilice para conectar con su naturaleza primordial e innata que es una fuente de felicidad y de bondad.

Que conectes con tu naturaleza interior te dará paz, serenidad y fortaleza para afrontar los desafíos de tu vida y para captar el aprendizaje de cada obstáculo o fracaso de tu vida.

Gracias a las experiencias de mi vida, acudí a los aceites esenciales y de la mano de ellos accedí a partes de mi que ni intuía que existían. Accedí a una fuente de creatividad y de conocimiento interior que me ha dado libertad y felicidad.

Sigue los pasos y accede a ese lugar que existe en ti y serás libre para siempre.

Con Amor.

"No hace falta irse a la India ni a ninguna otra parte para encontrar la PAZ. La encontrarás en ese lugar de silencio interior y te toparás con ella en la habitación, en la bañera o en el jardín"

Elisabeth Kubler Ross

TE VOY A HACER UNA RECOMENDACIÓN MUY ESPECIAL

Al final del libro puedes encontrar la bibliografía de los temas más técnicos que trato en el libro pero hay un libro y una persona que inevitablemente está presente en el libro y en mi vida.

El libro se llama:"La Voz de tu Alma"y la persona es su autor: Laín García Calvo.

Voy a confesar algo aquí que Lain no sabe y es que al principio no encajaba todo lo que él decía con mis ideas, veía sus videos en su canal de YOUTUBE y no acababa de verlos porque mi mente siempre ponía alguna excusa.

Pero en una ocasión me iba de viaje de trabajo un día de Abril e increíblemente para mí, me olvidé de coger un libro para leer en el avión y para leer antes de dormir. Este hábito lo adquirí hace años y me incomoda bastante no cumplirlo.

Y allí estaba yo con mi maleta y sin libro, cuando antes de coger el autobús al aeropuerto ví una librería y entro dispuesta a comprar algún libro interesante.

Y allí estaba"La Voz de tu alma"grandioso, azul…parecía que no había otro libro…lo vi nada más entrar y ya no me lo pensé mucho más. Pensé vamos a ver este chico qué me cuenta.

Yo soy una lectora voraz pero hacía mucho tiempo

que un libro no me removía tantos sentimientos y tantas inquietudes además de entretenerme.

Con"La Voz de tu alma"reí, lloré, me conmovió leer la historia de Lain, me enfadé, saqué conclusiones y tomé decisiones gracias a las cuales estás leyendo ahora este libro.

Al leer el libro comprendí por qué Laín no me caía bien al ver sus vídeos…Mi mente no quería oír toda la sabiduría que transmite porque me sacaba de mi zona de confort y me hacía sentir muy incómoda.

Si sólo pudierais imaginaros la mitad de las bendiciones que trajo esa incomodidad, querríais poneros incómodos ahora mismo.

Laín es mi mentor y una persona a la que admiro por su claridad, su valentía y su entrega.

No viviré las suficientes vidas para agradecerle que un día decidiese escribir"La Voz de tu Alma"

Si todavía no lo has leído, no esperes más. Todo el mundo debería leer una vez en la vida"La Voz de tu Alma.

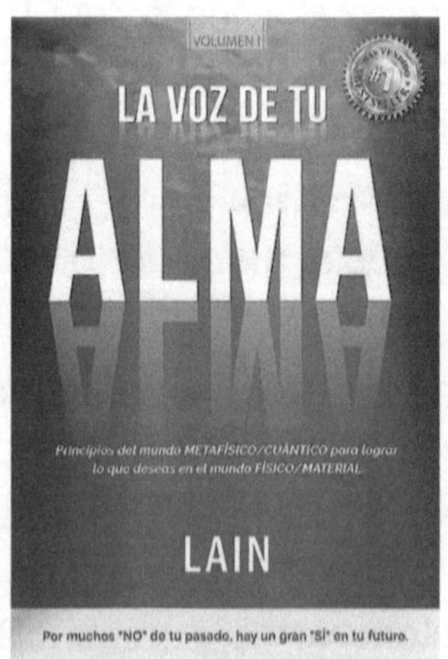

EMPIEZA POR AQUÍ

Como te he indicado a lo largo del libro,"Tu pasaporte Aromático" es donde muestro las bases para que obtengas el bienestar físico, mental y emocional.

Un viaje interior fascinante que recorrerás de la mano de los aceites esenciales que te mostrarán aspectos de ti mismo/a que te ayudarán a crecer por dentro y por fuera.

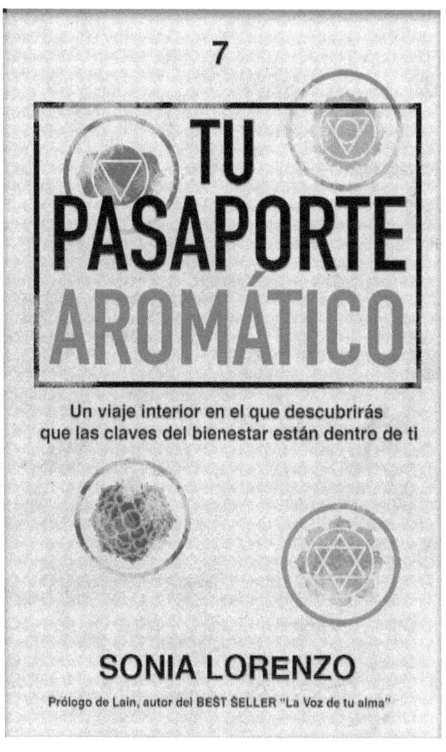

CONTINÚA CON...

Multiplica tu vitalidad física gracias a hábitos de vida adecuados a tu naturaleza primordial.

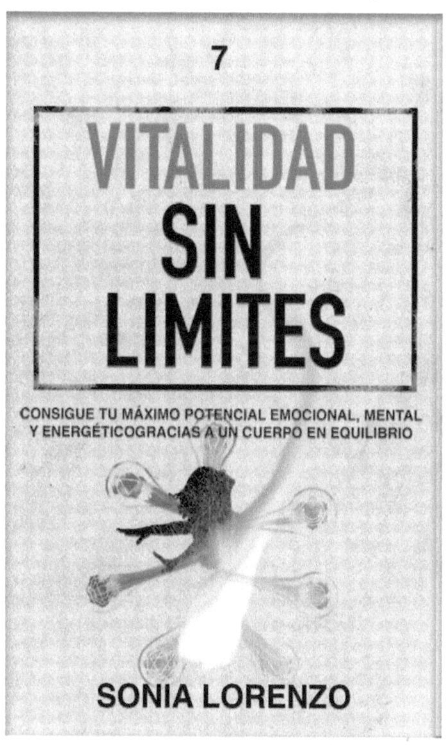

SI AÚN NO LO TIENES..

"Guia de Aceites esenciales"

Es una guía práctica que te muestra 50 aceites esenciales, hidratos y aceites vegetales y más de 150 sinergias para mejorar tu salud y tu bienestar www.lavilaromatica.com

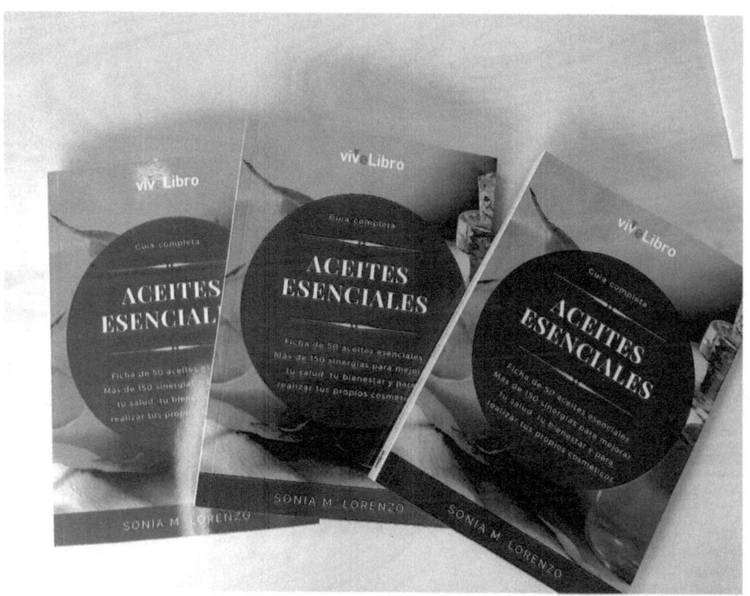

SÍGUEME EN REDES SOCIALES

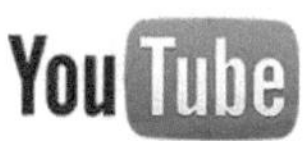 

www.ingramcontent.com/pod-product-compliance
Lightning Source LLC
LaVergne TN
LVHW092344170726

843489LV00001B/33

9 788840 911794